10時間空腹リセットダイエット

決まった時間に起きて食べるだけ

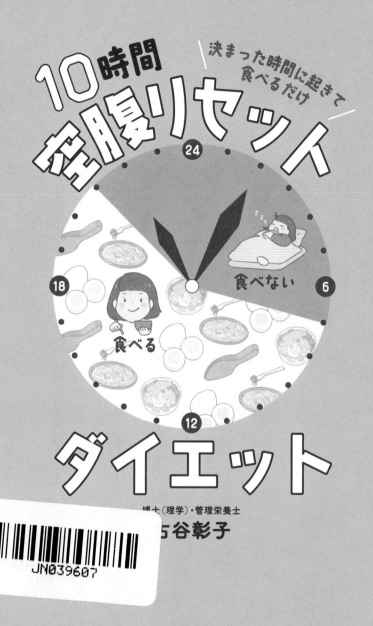

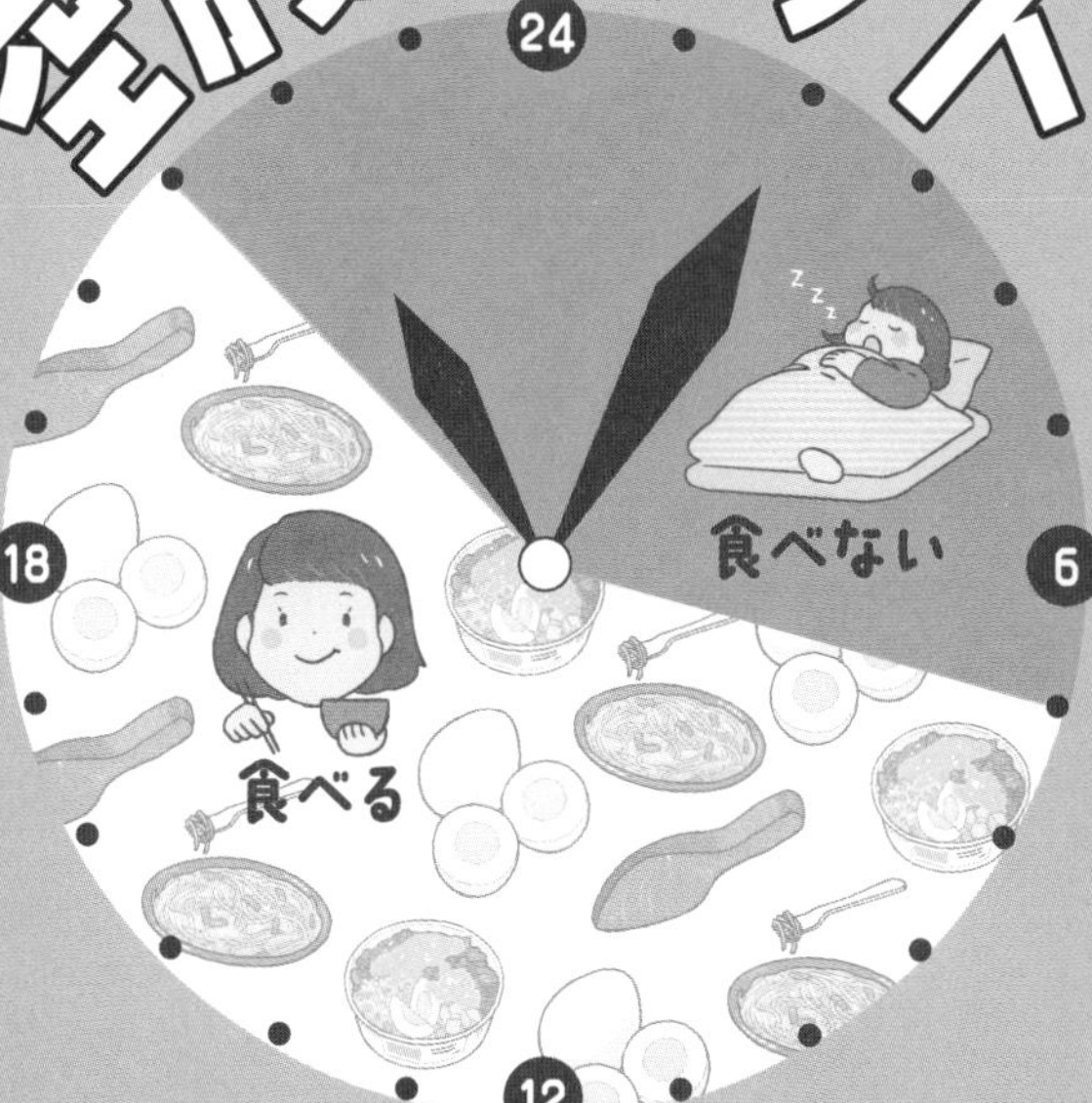

博士（理学）・管理栄養士
古谷彰子

主婦の友社

「空腹リセットダイエット」とは

私たちの体にもともと備わっている
体内時計のリズムを食事で整え、太りにくい体に導くメソッドです。

食事というと「量」のコントロールが真っ先に浮かぶかもしれません。

しかし、「空腹リセットダイエット」は**「量」ではなく、「時間」に着目**しました。

体内時計に合わせ、「いつ」「何を食べるか」がカギになります。


少しでも寝ていたいからと朝食を抜く、ダイエットをしているから朝食はヨーグルト。

実は、そんな生活が太るもとになっていたのです。


朝食は英語でBreakfast（ブレイクファスト）。

夜の長い断食（ファスト）を破る（ブレイク）という意味です。

一日のなかで長い断食を破って食べる最初の食事のことを〝朝食（1stミール）〟と呼んでいます。

長い断食（＝空腹）時間をへて食事をすることで体に朝を告げ、
体内時計をリセットするのです。

体内時計は体温やホルモン分泌、自律神経、代謝などをコントロールする役割があり、朝は活動的で夜に向かって休息モードに。

このリズムが狂うと、肥満や生活習慣病などのリスクが高まります。

また、食生活が乱れることで、寝つきが悪くなり生活リズムがくずれて体内時計のズレも大きくなります。

休日はしっかり寝ているのに、なぜか疲れがとれない。

食事量を減らしているのにやせない……。そんな人は、体内時計がずっとズレたままなのです。

一日のはじまりである「Breakfast」をうまく活用することで、生活リズムと体内時計が自然と整います。

「空腹リセットダイエット」は、**自分の生活サイクルに合わせて空腹時間を設定でき、誰でもとり組むことができます。**

食べる時間帯を意識することで、〝自分の朝〟を見つめ直し、

脂肪をため込みにくい体を目指しましょう。

CONTENTS

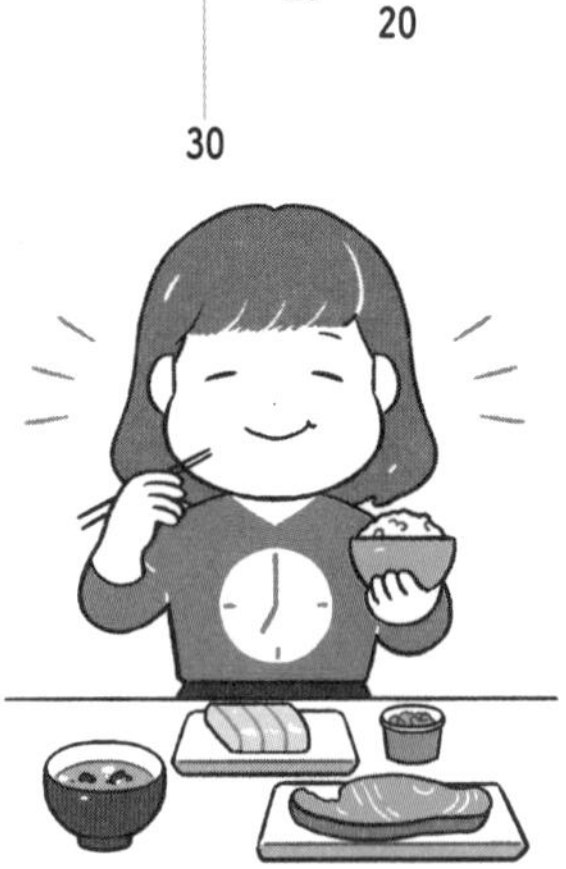

part 3 空腹リセットダイエット 実践編

いつ、何を食べるかがカギ

朝食

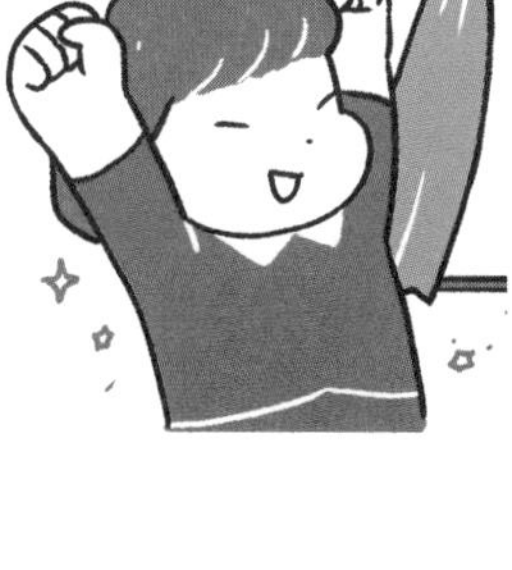

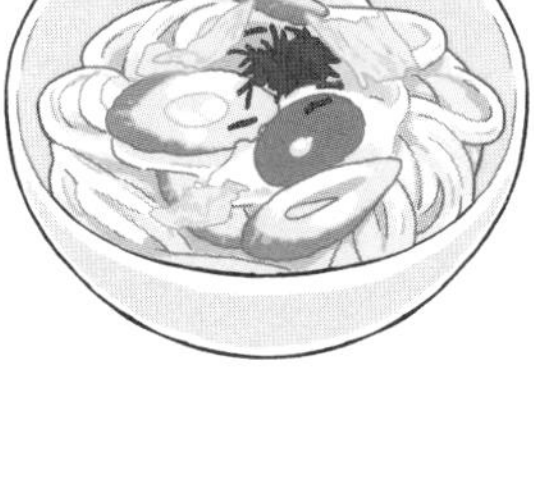

昼食

夕食

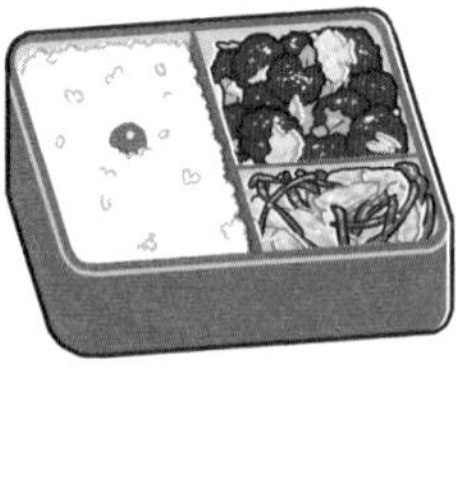

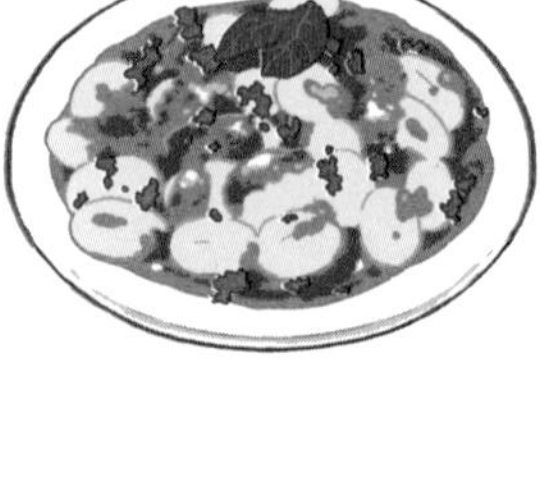

part 4 あなたは何タイプ？ 悩める4人の「空腹リセット道」

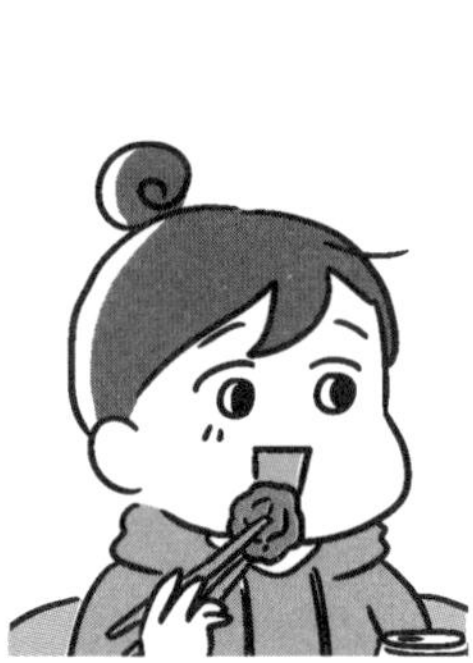

part 5 私たちもやってみた！ 空腹リセット体験記

-17kg 減量成功！ 私、古谷彰子も空腹リセットでやせました

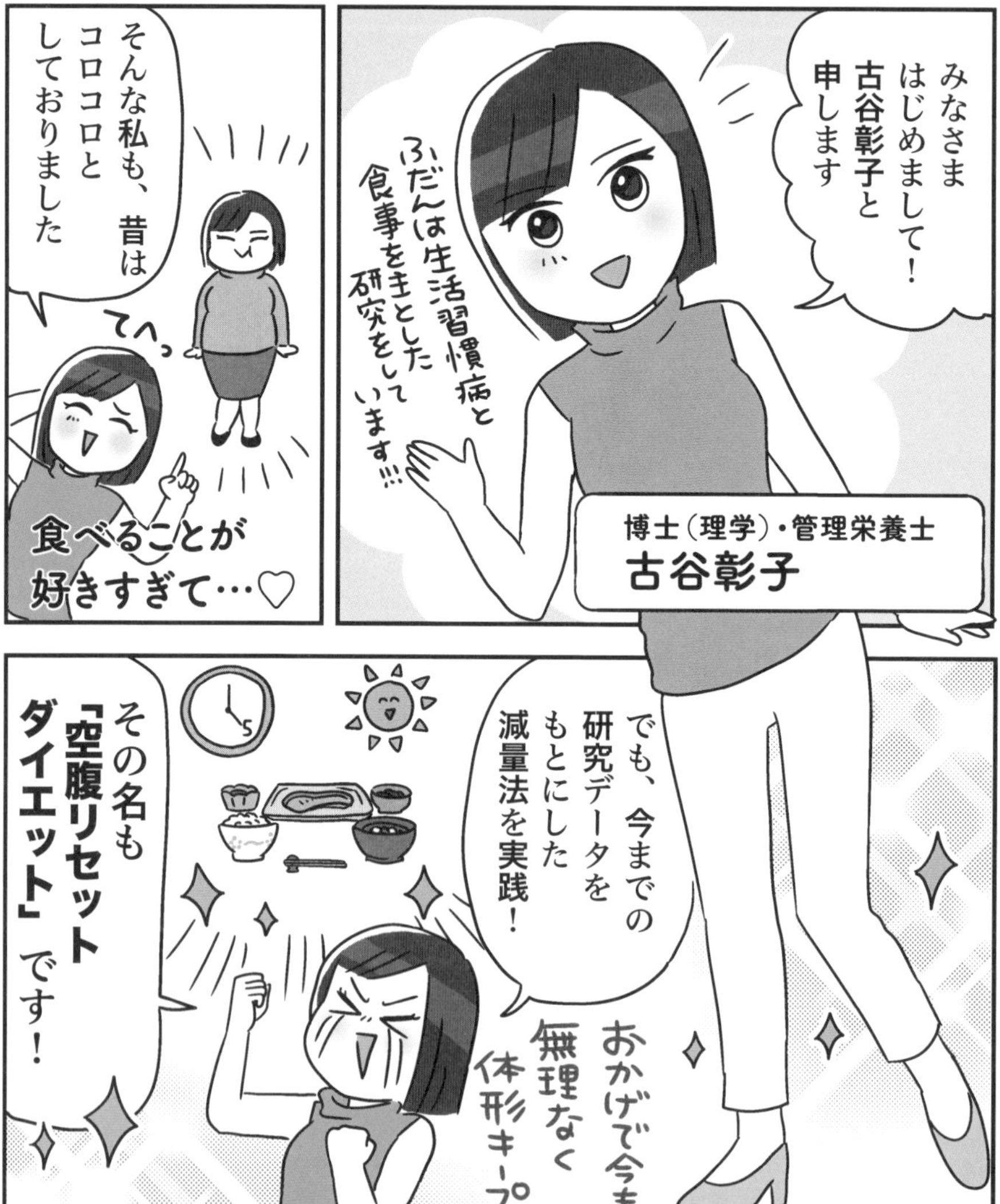

みなさま はじめまして！ 古谷彰子と 申します
ふだんは生活習慣病と 食事を主とした 研究をしています!!!
博士（理学）・管理栄養士
古谷彰子
そんな私も、昔は コロコロと しておりました
てへっ
食べることが 好きすぎて…♡
でも、今までの 研究データを もとにした 減量法を実践！
おかげで今も 無理なく 体形キープ
その名も 「空腹リセット ダイエット」 です！

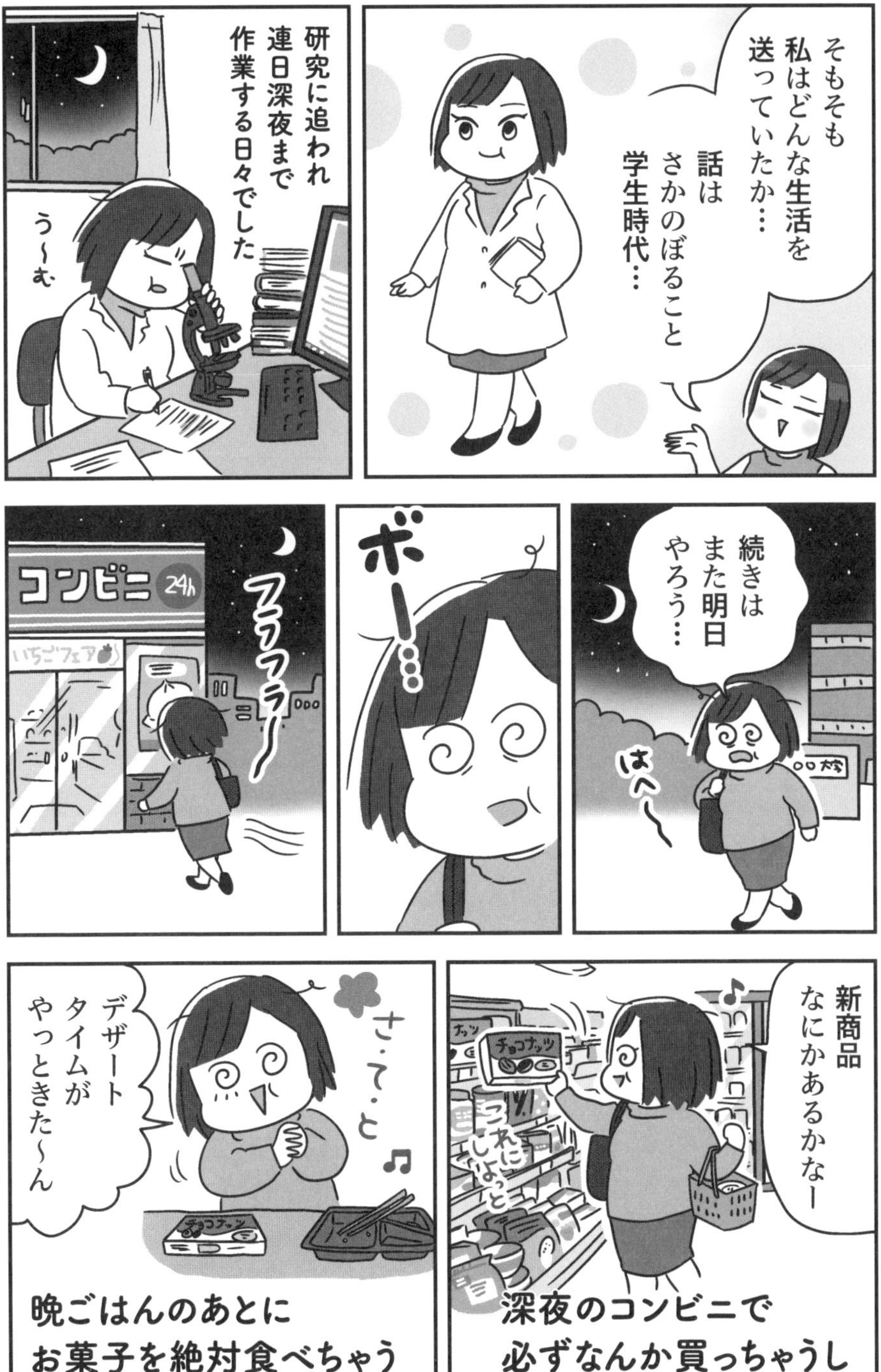
そもそも私はどんな生活を送っていたか…
話はさかのぼること学生時代…
研究に追われ連日深夜まで作業する日々でした
う〜む
続きはまた明日やろう…
はへ〜
ボー…
コンビニ 24h
いちごフェア
フラフラ〜
新商品なにかあるかなー
チョコナッツ
これにしよっと
深夜のコンビニで必ずなんか買っちゃうし
デザートタイムがやっときた〜ん
さ・て・と
チョコナッツ
晩ごはんのあとにお菓子を絶対食べちゃう

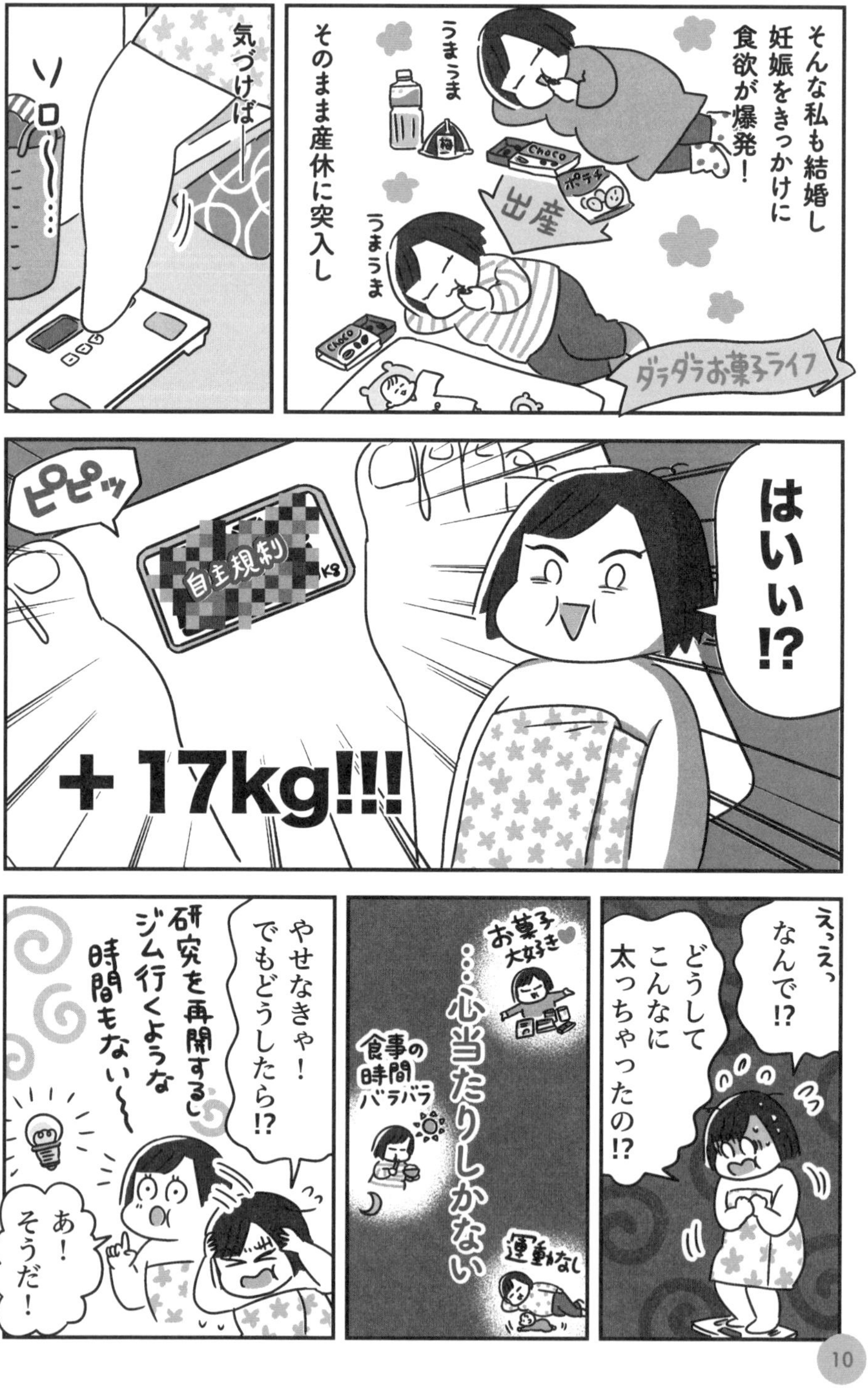

そんな私も結婚し
妊娠をきっかけに
食欲が爆発！
うまうま
梅
Choco
ポテチ
出産
うまうま
Choco
そのまま産休に突入し
ダラダラお菓子ライフ
気づけばーー
ソロ〜〜〜…
はいぃ!?
ピピッ
自主規制
Kg
+17kg!!!
えぇっ
なんで!?
どうして
こんなに
太っちゃったの!?
…心当たりしかない
お菓子大好き♥
食事の時間バラバラ
運動なし
やせなきゃ！
でもどうしたら!?
研究を再開するし
ジム行くような
時間もない〜〜
あ！
そうだ！

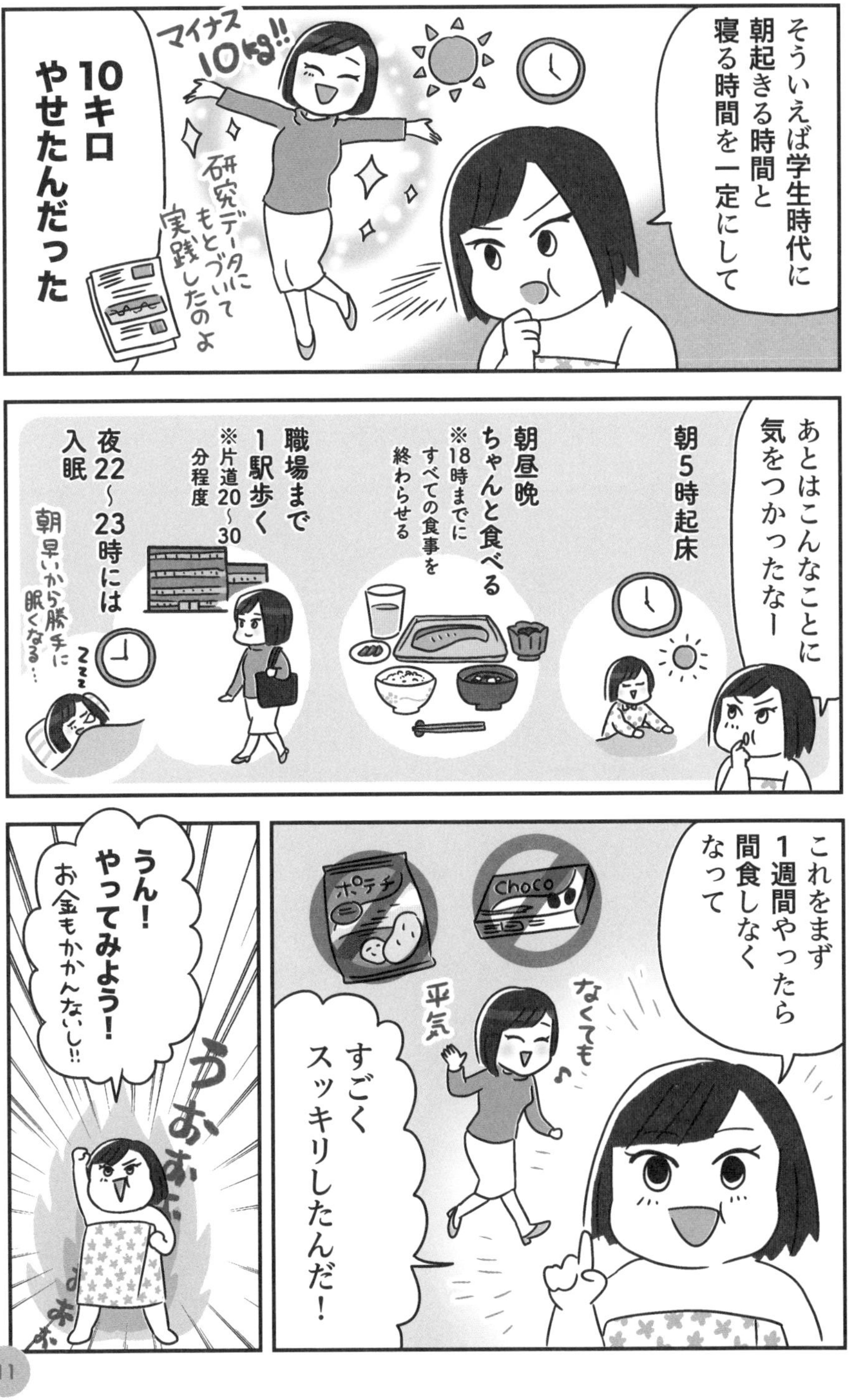
そういえば学生時代に朝起きる時間と寝る時間を一定にして
マイナス10kg!!
研究データにもとづいて実践したのよ
10キロやせたんだった
あとはこんなことに気をつかったなー
朝5時起床
朝昼晩ちゃんと食べる
※18時までにすべての食事を終わらせる
職場まで1駅歩く
※片道20~30分程度
夜22~23時には入眠
朝早いから勝手に眠くなる…
zzz
これをまず1週間やったら間食しなくなって
ポテチ
Choco
平気
なくても
すごくスッキリしたんだ!
うん!
やってみよう!
お金もかかんないし!!
うおおおお

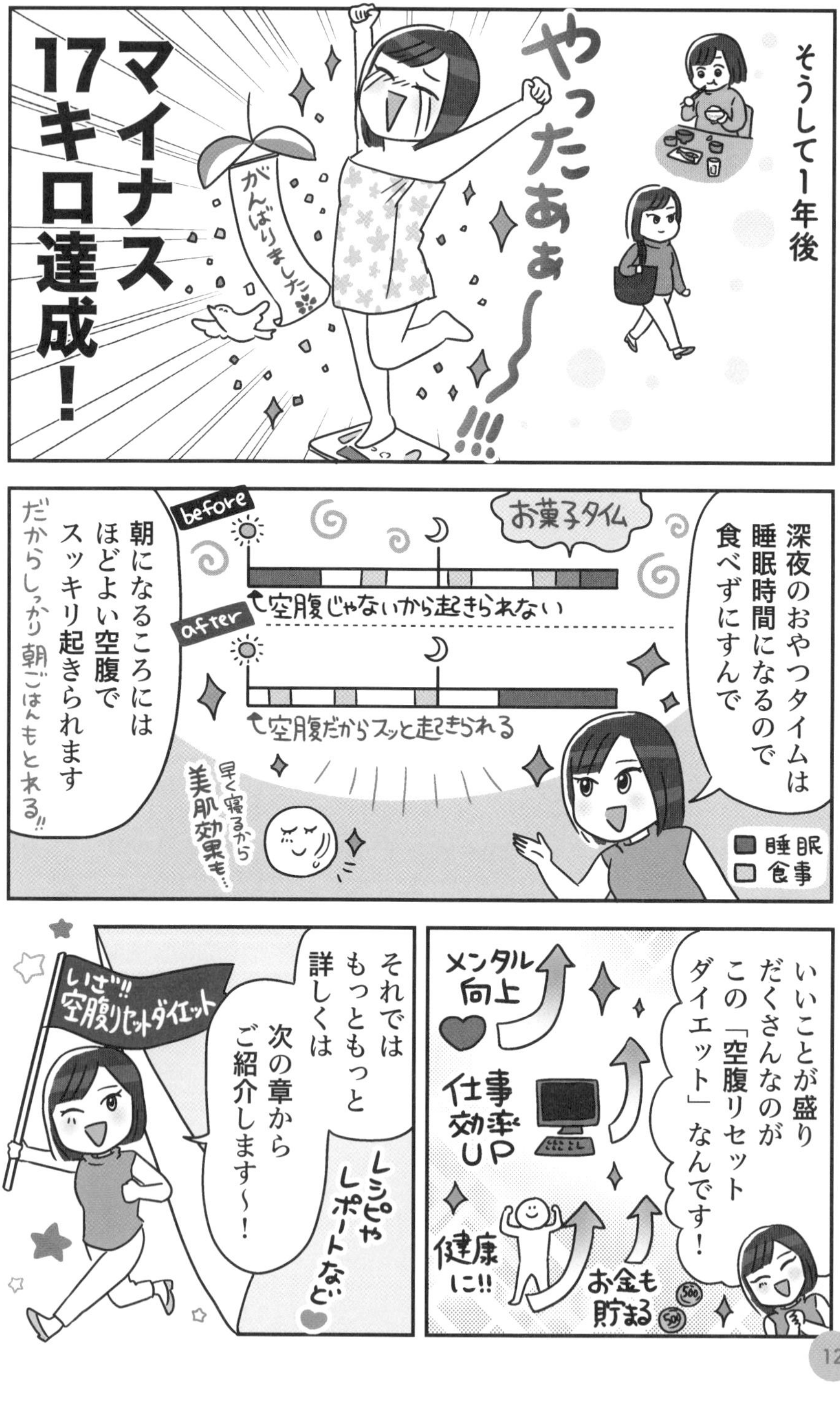

そうして1年後
やったあぁ〜〜!!!
マイナス17キロ達成!
がんばりました
深夜のおやつタイムは睡眠時間になるので食べずにすんで
お菓子タイム
before
空腹じゃないから起きられない
after
空腹だからスッと起きられる
睡眠
食事
朝になるころにはほどよい空腹でスッキリ起きられます
だからしっかり朝ごはんもとれる!!
早く寝るから美肌効果も…
いいことが盛りだくさんなのがこの「空腹リセットダイエット」なんです!
メンタル向上
仕事効率UP
健康に!!
お金も貯まる
それではもっともっと詳しくは次の章からご紹介します〜!
レシピやレポートなど
いざ!! 空腹リセットダイエット

part 1

寝だめがぽっちゃりのもと!?

体内時差ボケが太る原因だった

こんなことありませんか?

- ■ 朝ごはんをとらない or 飲み物だけ
- ■ 休みはだらだら起きがち
- ■ ファストフードが好き
- ■ 寝る直前までスマホを見ている
- ■ おなかまわりがぽっちゃりしている

いつまでもやせられない原因はココにあり!!

ひとつでもあてはまる人は「体内時差ボケ」が
起こっているかもしれません。

体内時差ボケってなに？

一日の活動リズムを生む「体内時計」のズレ

「一日は何時間ですか？」と聞かれれば、誰もが「24時間」と答えるでしょう。私たちは、あたりまえのように「一日24時間」の周期で活動をしています。朝8時に出社、19時に帰宅し、23時には眠くなり就寝。休日、友人とランチをするために11時半に待ち合わせ……など、時間で行動をしています。

時計が示す時間だけでなく、私たちの**体のなかにもリズムを刻む時計が存在します**。**それが**「**体内時計**」です。そのリズムによってホルモン分泌や体温、血圧の変動、代謝などが行われています。朝、目覚め、夜になると眠くなるのも、この体内時計のリズムによるものです。

体内時計は脳の視《し》交《こう》叉《さ》上核《じょうかく》にある「**主時計**」と、胃や腸などの内臓、血管、皮膚などにある「**末梢時計**」があります。主時計は現場監督のようなもので、体のあちこちにある末梢時計に情報を伝え、調整をする役割があります。

もともと**体内時計は24時間より少し長め**になっているため、地球が刻む一日の長さ

体内時計の生活リズム

朝から昼にかけて体を活動モードにするため、体温や血圧が上昇。午後は体の調子が整うので、仕事や勉強もはかどる。夕方から休息モードになり、夜には自然と眠くなる。これが体内時計の活動リズム。

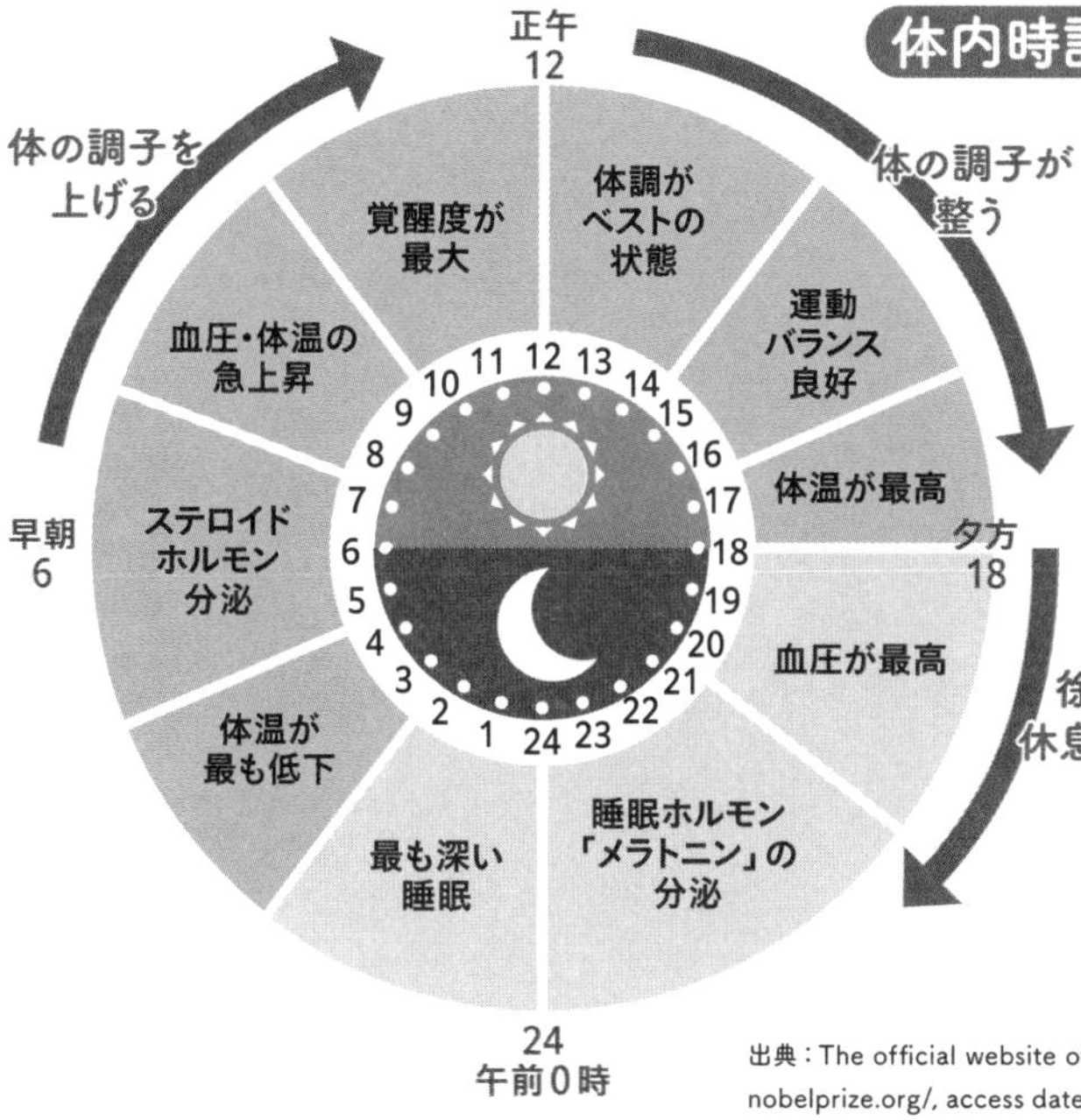

出典：The official website of the Nobel Prize, https://www.nobelprize.org/, access date; 2023/03/08改変

である24時間とズレが生じています。ただ、体内時計は通常の時計と時刻合わせをする機能が備わっているため、リセットして新しい一日をスタートすることができています。「起きたら朝日を浴びましょう」と言われるのは、**体内時計を24時間に合わせるために光の刺激が有効**だからです。

しかし、朝寝坊などでこの時刻合わせがうまくできず、ズレの幅が広がっていくと活動時間が後ろ倒しになり、体内時計のリズムにさからって活動することになります。すると頭がぼーっとする、疲れやすいといった**時差ボケのような不調があらわれます**。学術的には「ソーシャル・ジェットラグ（社会的時差ボケ）」と呼ばれていますが、本書では、「**体内時差ボケ**」と呼ぶことにしました。

休日の寝だめが体内時差ボケを引き起こす

近年、睡眠負債という言葉をよく耳にすると思います。現代人は忙しく、慢性的な睡眠不足です。日本人の睡眠時間は諸外国に比べて圧倒的に短いという調査結果もあります。平日の睡眠不足を補おうと、休日は昼までゆっくりと寝ている人も多いのではないでしょうか。しかし、十分寝たはずなのに、体がだるい、頭がぼーっとして疲れがとれた気がしないということもあるのでは？

たとえば、平日は22時に寝て朝6時に起きているのに、休日は深夜1時に寝て9時に起きているとします。就寝時間はほぼ変わりませんが、起床時間に3時間のズレが生じています。起床時間が遅れれば、朝の光を受けることができず体内時計はリセットされません。また、**活動する時間が後ろになればなるほど体内時計のリズムが乱れ、体が対応できず不調があらわれる**のです。休日に昼過ぎまで寝ていると、夕方からの休息モードのときに活発に動くことになり、本来寝る時間に眠くならず夜ふかしをしがちです。結果、休日明けに睡眠不足の状態で活動をスタートし、休息をと

平日と休日の睡眠時間の差が体内時差ボケを起こす

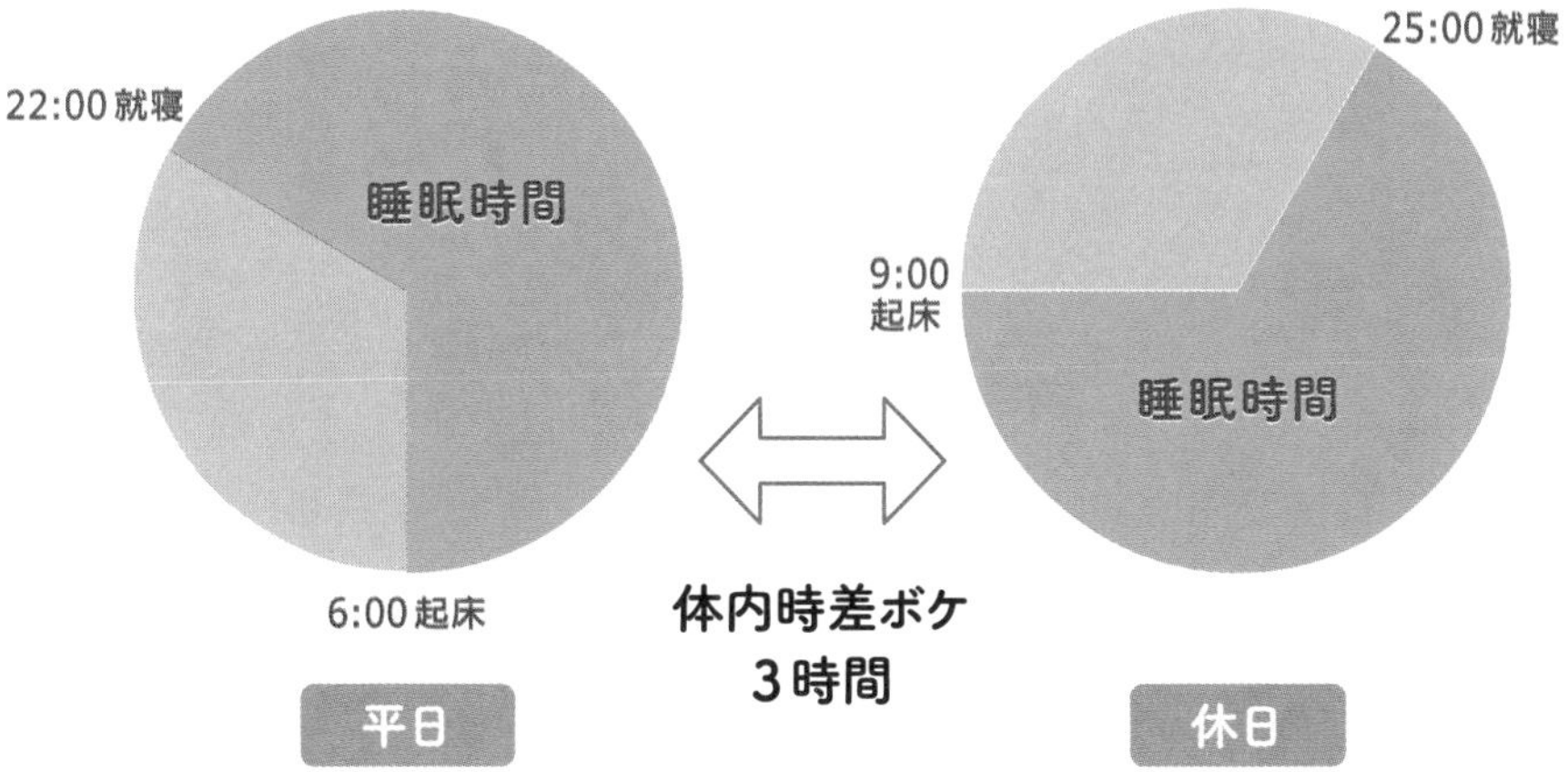

ったはずなのに疲労感が残ったまま仕事に追われ、週末を迎えることになります。そして、また寝だめをするという負のスパイラルに陥ります。

休日のたった2日間、起床時間が2〜3時間ズレるだけで、体内時差ボケは起こるのです。しかも、体内時計は一度遅れると元に戻すのに時間がかかるので、やっかいです。

インターネットやスマートフォンの普及により、昼夜を問わず活動できる環境になったことも体内時差ボケになる要因です。世界中の人と24時間つながれることで、深夜まで働くこともあれば、動画配信やゲームを夜遅くまで楽しむことも。しかし、社会生活を送るためには、大半の人が朝から活動をするため、体に無理をさせ続けてしまいます。

朝食を食べられず体内時計が乱れてしまう

体内時計は24時間より少し長いので、地球の一日の長さに合わせるためには日々リセットすることが大切です。脳内の視交叉上核にある「主時計」と、**胃や肝臓、すい臓などの臓器にある**「末梢時計」との間にも微妙なズレがあるため、それぞれを修正して合わせる必要があります。

主時計をリセットするには、光の刺激が有効です。網膜で太陽の光をキャッチし、主時計に届けることで「朝がきた！」と知らせ、末梢時計を24時間のリズムに合わせます。**末梢時計をダイレクトに動かしリセットするのが、朝食です。**睡眠時間を含め長い絶食時間をへて食事をとることで、**末梢時計が刺激され「朝がきた！」とリセットされる**のです。

朝は食欲がないからと朝食を抜き、光の刺激だけ受けたあとに、たくさん昼食を食べるとどうなるでしょうか。主時計は末梢時計を統括する現場監督なので、「活動がはじまるよ」と指令を出しますが、末梢時計は食事の刺激を強く受けてしまいます。

活動のために体温や代謝を上げたいと主時計が一生懸命動きだしても、末梢時計は遅れているので、体のなかで不具合が起こるのです。

光刺激は体内時計のリセットに効果的ですが、食事刺激のほうがリセット効果は高いといわれています。**光刺激を受けられない場合でも、食事をとることで脳の主時計を介さず全身の体内時計をリセットすることができる**からです。ですから、シフト勤務で不規則な生活をしている人でも、活動時間に合わせて食べる時間帯を意識すれば体内時計の調整ができるようになります。

朝食抜きで時差ボケが起きるのは？

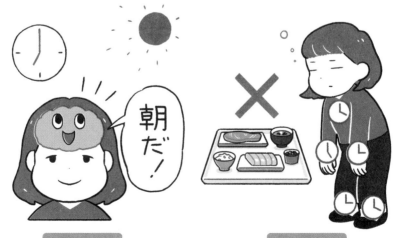

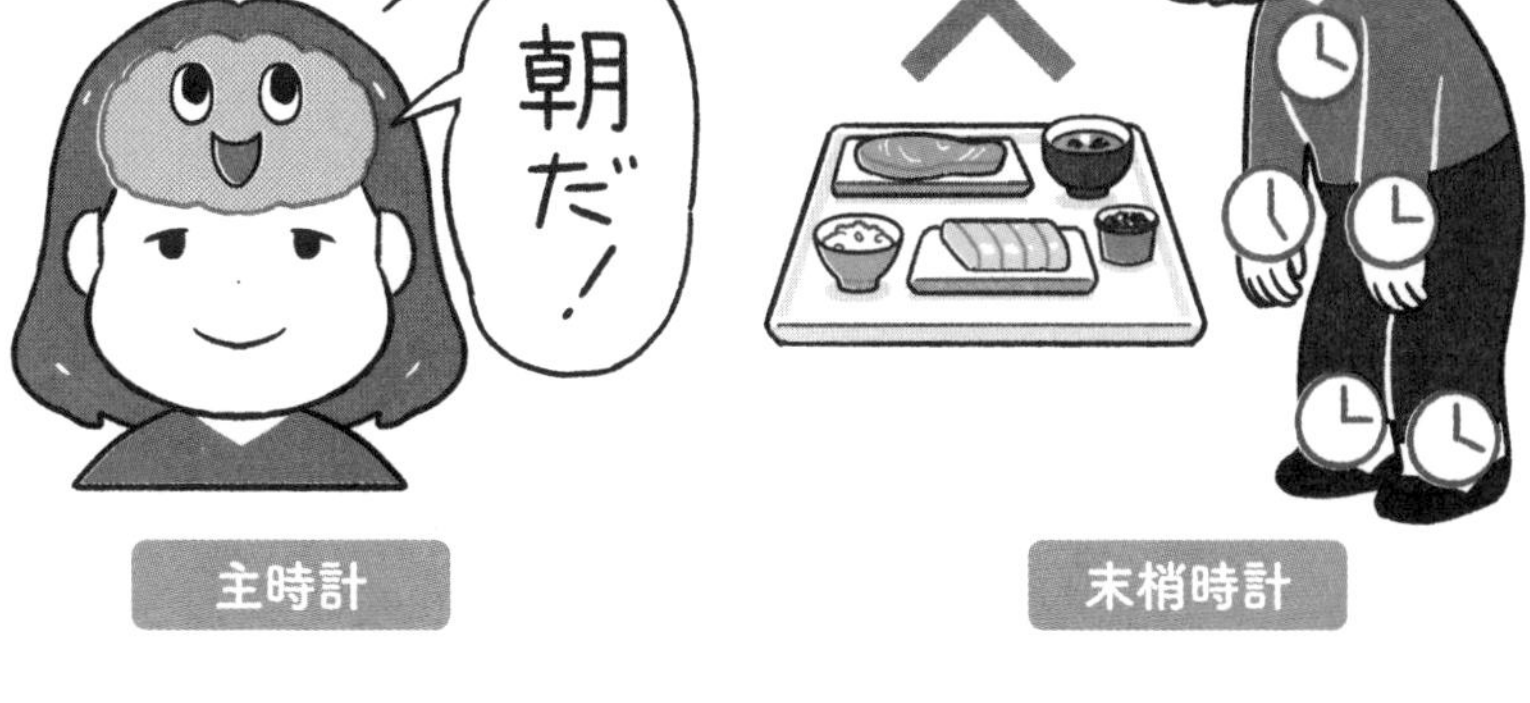

体内時差ボケが招くリスクとは？

リスク 1

太りやすくなる

脂肪をためやすく体脂肪、体重増加につながる

体内時計が刻む時間によって体の働きは異なります。15ページの図で示したように、朝は活動をはじめるために体温が上昇し、午後になると体調が安定しパフォーマンスが上がります。また、**体内時計はエネルギー代謝ともかかわりがある**ので、いつ、何を食べるかも重要になってくるのです。

朝の食事は活動するためのエネルギー源となり、休息する夜は使いきれないエネルギーをためようとします。この仕組みを生かして食事をとればいいのですが、体内時差ボケが起きていると、食事時間も当然ズレていきます。エネルギーを必要としている朝に食事を抜くことになり、**余ったエネルギーを脂肪としてため込む夜の時間帯に食事量が増えるのです**。深夜まで起きていると、おなかがすき夜食もすすんでしまいます。**夜は血糖値も上がりやすく**、睡眠中は下がりにくいため、脂肪をためやすく肥満へとつながっていきます。

体内時差ボケの時間が長くなるほど、体脂肪量が多く、メタボリックシンドローム率が高いという調査結果（下図）があります。ほかのさまざまな調査でも、時差があるほどウエスト周囲が大きい、コレステロール値が高い傾向にあるという結果が報告されています。

生活リズムが1〜2時間ズレるだけで、肥満リスクが1.2倍ほどになるという研究結果もあり。休日の寝だめが、健康リスクにつながるとは思いもしませんよね。

夜遅くに食事をすると消化活動が活発になり、寝つきが悪くなるという弊害も。すると、朝起きられない、朝食を抜くという結果になり、体内時差ボケが改善されないまま。ですから体内時計に組み込まれた時間割に沿って活動することが大切なのです。

体内時差ボケは肥満に！

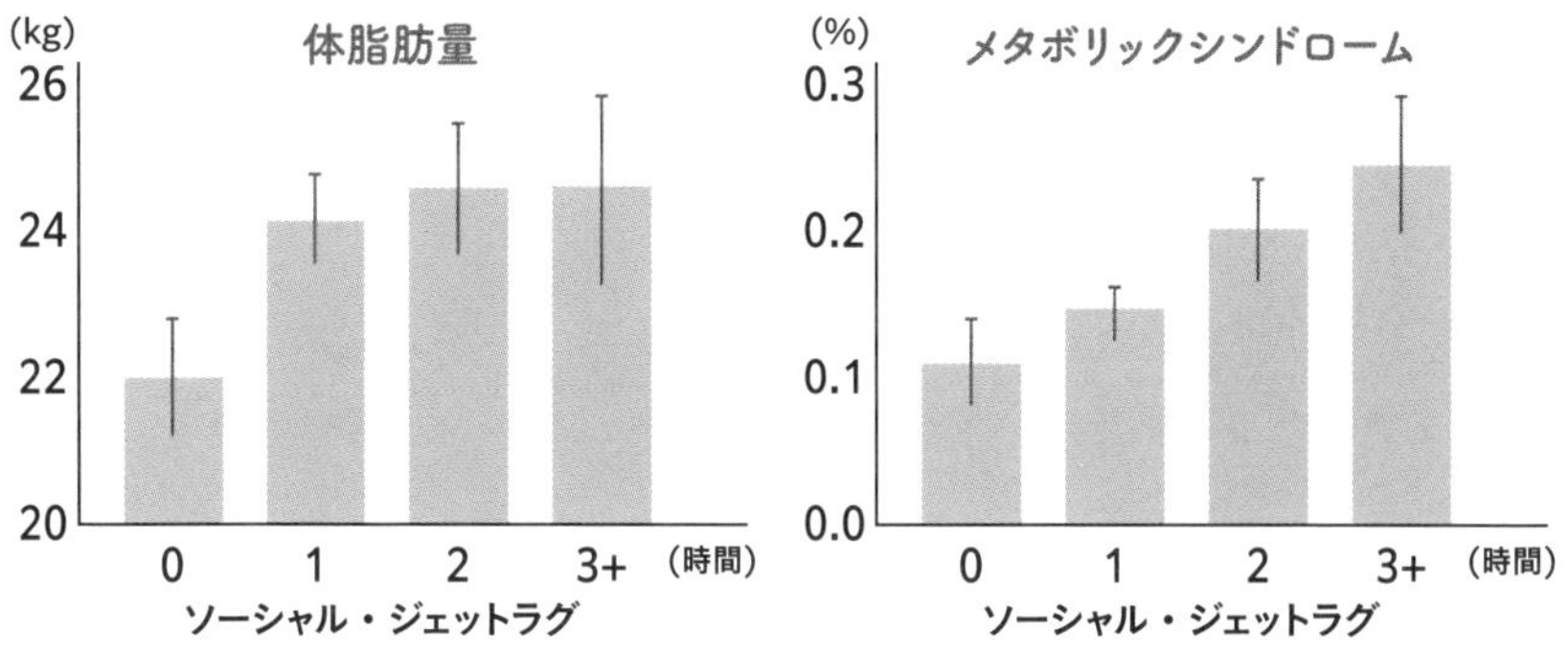

出典：M J Parsons , T E Moffitt , A M Gregory , S Goldman-Mellor , P M Nolan , R Poulton , A Caspi., Social jetlag, obesity and metabolic disorder: investigation in a cohort study, Int J Obes（Lond）, 39（5）:842-8 , 2015.改変

リスク 1

太りやすくなる

生活リズムがくずれ食生活がアバウトに

朝食を抜くと体内時計の調整ができないため、生活リズムがくずれて食事時間もバラバラになります。日によって昼食が14時過ぎになったり、夕食が22時になってしまうことがあるかもしれません。食事と食事の間が長くなればなるほど、小腹を満たそうとスナック菓子やチョコレートなどに手が伸びがちです。**消化吸収のリズムも乱れ、食欲のコントロールもきかなくなっていきます。**おやつは習慣化しやすいので、ダラダラ間食がやめられなくなり、カロリーオーバーになって体重増加への道をたどります。

また、朝食をとらないと昼が初めての食事となり、血糖値が急激に上がって下がる「血糖値スパイク」の状態に陥ることも。昼食後に眠気やだるさを感じるのは朝食の量が少なすぎたり、食べていないことも原因のひとつです。血糖値が変動し、血管や内臓に負担がかかるので、体内時計に合わせた食生活を心がけましょう。

体内時差ボケと肥満の関係

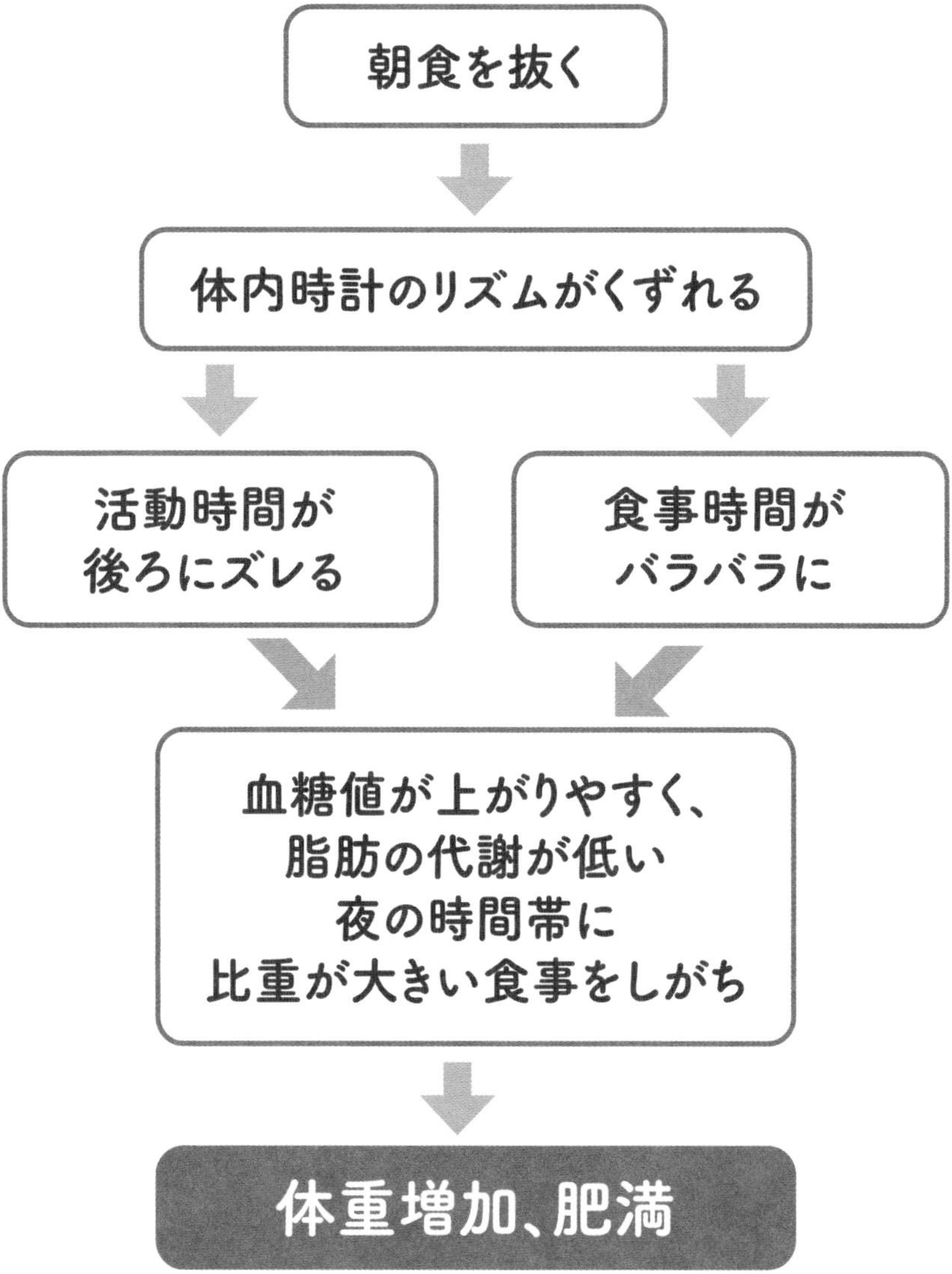
朝食を抜く
体内時計のリズムがくずれる
活動時間が後ろにズレる
食事時間がバラバラに
血糖値が上がりやすく、脂肪の代謝が低い夜の時間帯に比重が大きい食事をしがち
体重増加、肥満

リスク2
ゆううつな気分になる
月曜日がこわく感じるブルーマンデーに

繰り返しになりますが、休日の寝だめが体内時計を狂わす大きな原因です。週末、ついつい夜中まで動画を見たり、本やマンガを読んだり、平日できなかった家事をまとめてやったりと夜ふかししてしまうもの。就寝時間が遅くなるだけでも体内時計はズレますが、**起床時間が平日と異なることでさらにズレが広がります。**

朝寝坊して長時間眠ったと思っても、途中で起きてしまう、ぐっすり眠れたという充実感がないこともありますよね。睡眠不足も問題ですが、睡眠の質が悪くても**自律神経のバランスをくずし、集中力の低下、意欲がわかない、不安感が襲ってくる**などゆううつな気分に陥ります。特に、日曜の夜は「また、明日から仕事か……」とブルーな気分になる人も少なくありません。

実は、**寝だめしたはずなのに、月曜から日中の眠気や疲労度が高まる**という調査結果（左図）があります。しかも、週の半ばまで疲労感を引きずってしまうのです。朝スッキリと起きられない、**夜眠りになかなかつけないというのは、**「メラトニン」

休日の寝だめは眠気と疲労感に影響

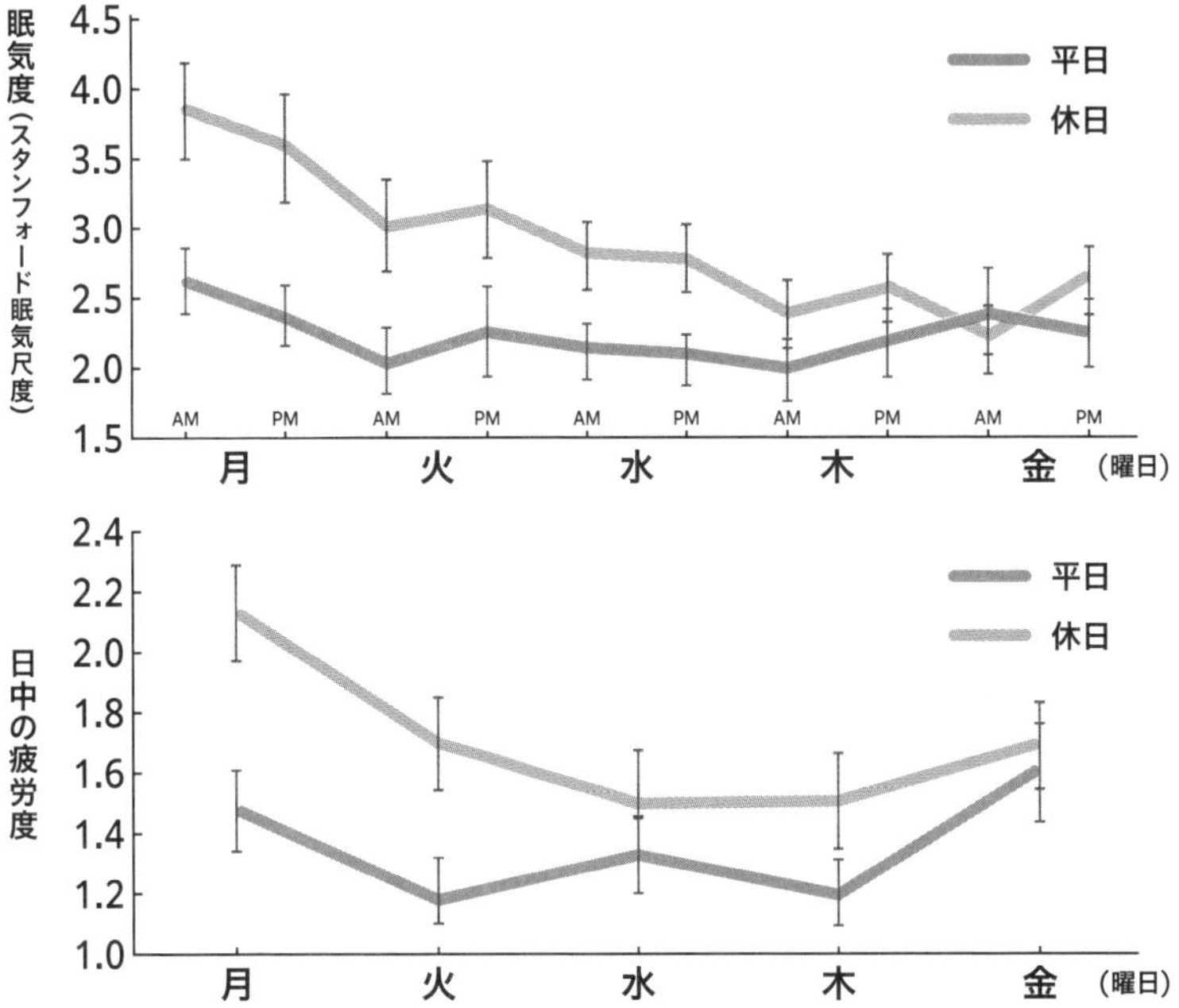

出典：Amanda TAYLOR, Helen R. WRIGHT, Leon C. LACK, Sleeping-in on the weekend delays circadian phase and increases sleepiness the following week,Sleep and Biological Rhythms 6 (3):172–9, 2008改変.

という睡眠ホルモンの分泌が不足していることが原因です。メラトニンは目覚めて朝の光を浴びてから14～16時間すると脳の松《しょう》果《か》体《たい》から分泌されます。その指令を出すのが、主時計です。カーテンを閉めて昼過ぎまで寝ていると、体内時計のリセットができず指令が遅れ、その日の入眠時間が後ろ倒しになり悪循環。

朝食を抜くことも、イライラや倦怠感、気分の落ち込み、不安感につながるという調査結果もあります。

体内時差ボケをほうっておくと、太りやすくなるだけでなく、心の健康にも影響を及ぼしてしまうのです。

リスク 3

体調をくずしがち

腸内環境が乱れやすい

体内時差ボケによって「太りやすい」「睡眠の質の低下」「気分の落ち込み」といった不調を招くというお話をしてきました。**体内時計とズレた生活をすることで、ホルモン分泌や免疫機能も乱れ、病気になるリスクも高まります**。特に朝食を抜き、夕食の時間帯が遅くなる生活では、血糖値が上がり、高血糖、糖尿病、メタボリックシンドロームといった生活習慣病にかかる傾向が高いというデータもあります。体内時計が乱れやすい医療従事者などのシフトワーカーは、太りやすく、がんの発症率が高いともいわれています。

腸内細菌にも体内時計が影響を及ぼしているということが、最近の研究でわかってきました。時差ボケしたマウスの腸内細菌を調べたところ、善玉菌、悪玉菌、日和見《ひよりみ》菌のバランスがくずれ、働きが低下し太っていったというのです。腸内環境が乱れると、排便がスムーズにできなくなります。また、代謝や免疫機能の低下、冷え、むくみ、肌荒れなどの不調のもとにもなるのです。発酵食品や食物繊維をとって腸活をし

体内時差ボケによる負のスパイラル

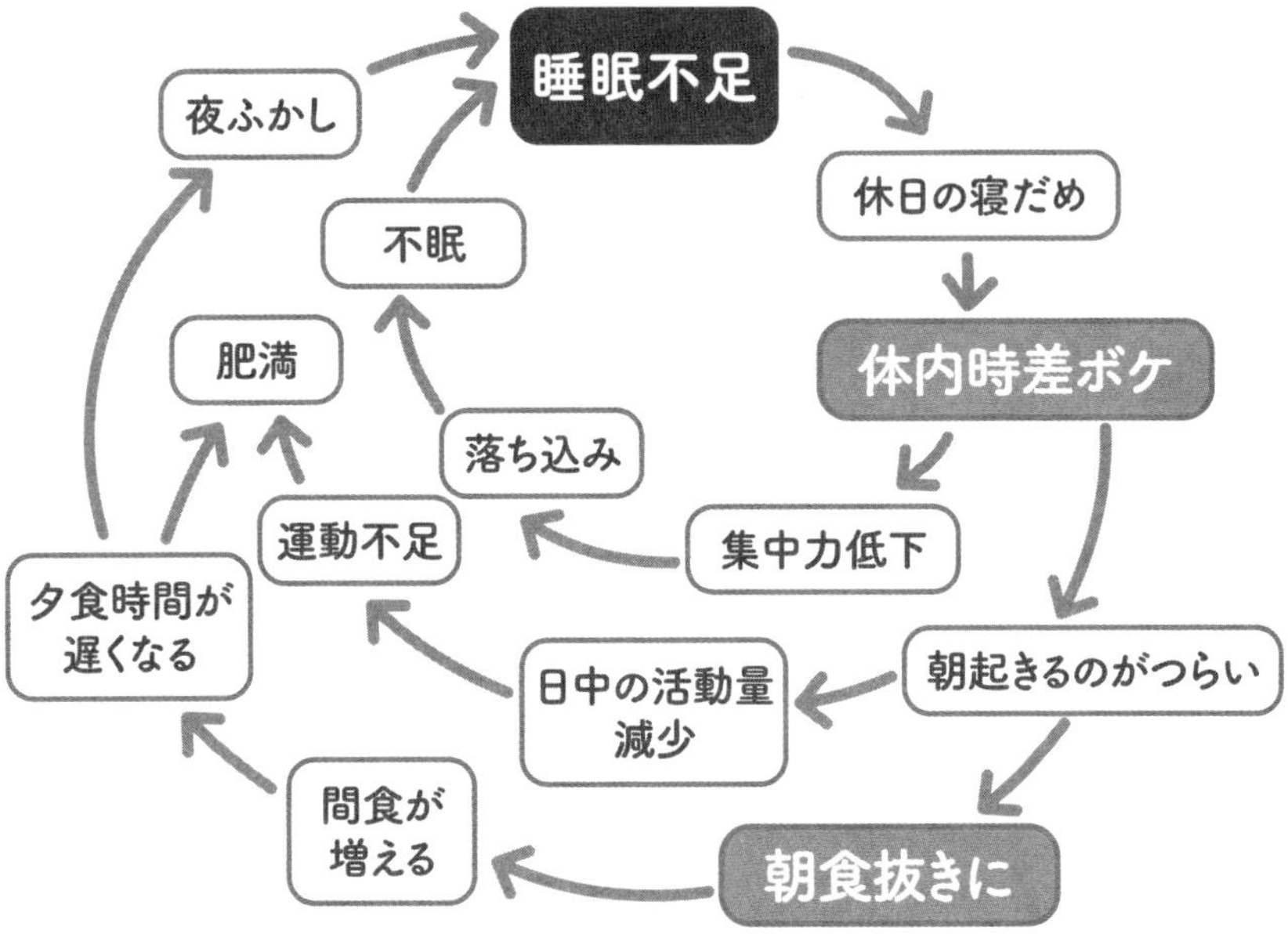

出典：三島和夫，3）社会的ジェットラグがもたらす健康リスク，日本内科学会雑誌 105（9）1679，2016.改変

ていても、体内時差ボケの状態では、効果があまり得られないかもしれません。

これらの不調は、慢性的な睡眠不足から起こる体内時差ボケが負の連鎖として招くものです。しっかりと疲れをとろうと平日よりも睡眠時間をとり、昼過ぎまで寝てしまうことが、体にストレスを与え、心身の健康をおびやかしていたのです。

肥満をはじめ、**さまざまな不調の改善には体内時計のリセットがカギ**ということがわかりましたね。具体的な方法については次のページから紹介していきます。

体内時差ボケを改善するには？

ズバリ

朝食をしっかり食べる

長時間の空腹後、食べることで朝がスタート

平日と休日の起床・就寝時間のズレから体内時差ボケになるので、一定にするのが手っとり早いと考えがちですが、疲れて寝だめをするくらいですから睡眠を変えるのは難しいもの。簡単で効果が高いのが朝食をとることです。前述のとおり、**食事刺激は胃や肝臓、すい臓、皮膚、血管など体のいたるところにある末梢時計に対し「朝がきた」と告げ**、脳を介さずに全身の時計を調整することができます。

ここでポイントとなるのが「朝食」の定義です。朝に食べるから朝食ではありますが、**断食（ファスト）を破る（ブレイク）で「Breakfast（朝食）」**なのです。長い空腹時間をリセットし、一日の活動開始を告げる食事が朝食というわけです。**空腹時間はある程度長いほうがいい**のですが、体内時計に合わせた活動時間を考えると10～12

時間あるといいでしょう。たとえば、19時に夕食をとり、翌朝7時に朝食をとるとちょうど12時間の空腹時間をつくることができます。残業で遅くなったとしても21時に夕食をとれば、10時間の空腹時間を確保できます。ただし、デザートやスナック菓子をダラダラと食べていると空腹時間が短くなり、血糖値も上昇し、体内時計が乱れるのでNGです。

活動をはじめる時間帯に食事をとることで、体内時計に合わせた一日3食のリズムも整い、夜になるとお休みモードになって寝つきがよくなり、夜型傾向から脱出できます。また、食べても蓄積されにくい時間帯をねらうので、太りにくい体に導いてくれます。「朝」としていますが、夜勤の人もいるでしょう。その場合は、**自分の社会生活に合わせて活動開始時間を設定**して1食目（＝朝食）を食べましょう。

個人差はありますが、海外旅行の時差ボケと同様、1週間～10日間で効果が感じられるでしょう。ぐっすり眠れた、目覚ましなしで起きられたなど小さな変化を感じられれば、改善がみられた証拠です。

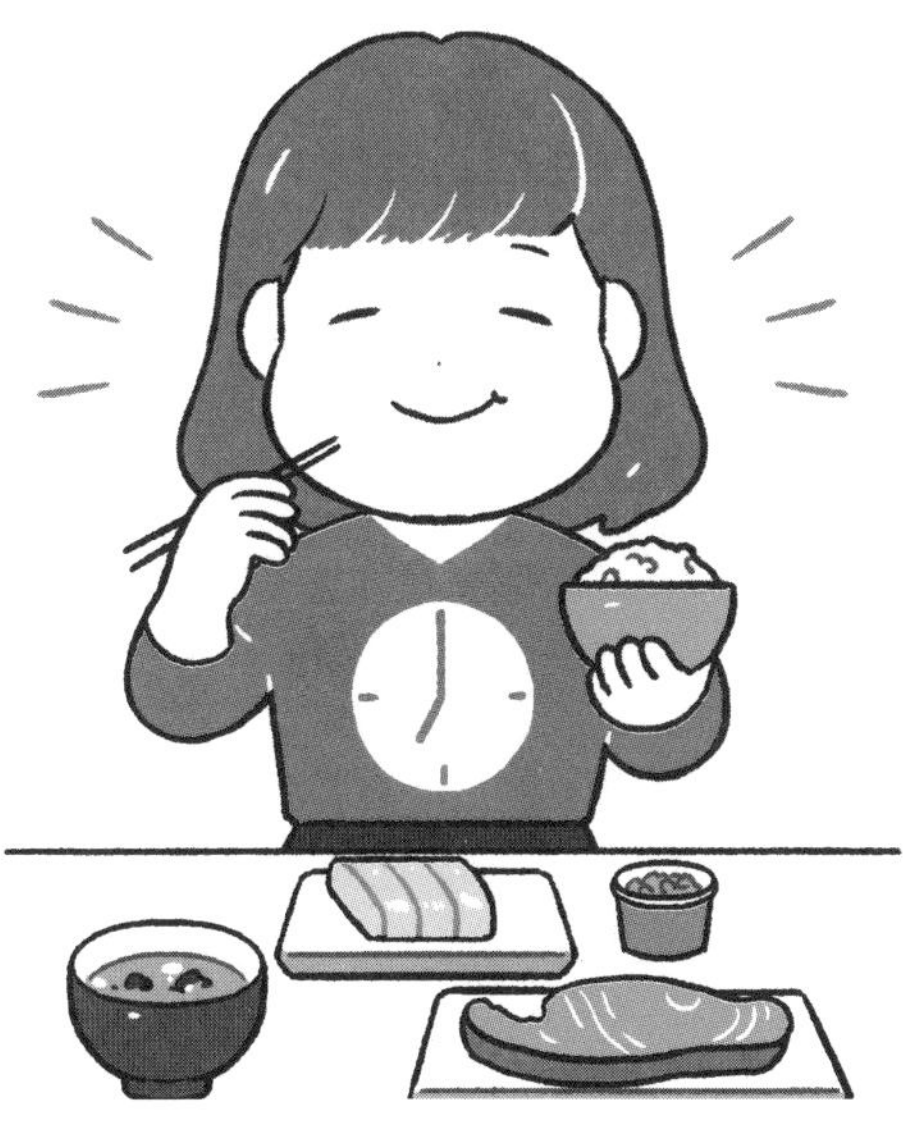

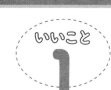

空腹リセットダイエットで起こるいいこと

いいこと 1 健康的にやせられる

代謝がよくなり脂肪をため込まなくなる

食事量を制限する食べないダイエットではなく、**食べることで体内時計をリセットして太りにくい体に導くのが「空腹リセットダイエット」**です。体内時計のリズムに合わせ、「いつ」「何を食べるか」がカギとなります。

炭水化物（糖質）、たんぱく質、脂質の3大栄養素をバランスよくとりながら、血糖値上昇、インスリンの分泌をコントロールし、余分な脂肪をため込まないようにします。栄養の偏りや、過度の食事制限がないため、「もっと食べたい」「ガマンできない」という気持ちがわかないので暴食を防ぐことができ、**満足感を得ながら健康的にサイズダウン**ができるのです。

食事量を減らしたいからと朝食や昼食を少なくすると、夜の遅い時間帯に食欲が抑えられなくなり食べすぎてしまうというデータもあります。朝は糖質、たんぱく質、脂質の代謝、吸収率がよく活動のエネルギー源になり、しっかりと食べても脂肪として蓄積されにくく、夜の血糖値上昇を抑えられるのでいいことだらけ。食事リズムも整うので、まずは朝食を意識してとってください。

肥満に悩む人の栄養指導をした結果を紹介します。食事の内容、時間帯を変えることで規則正しい生活を送ることができ、半年で体重、ＢＭＩ（肥満度をあらわす指標。25以上が肥満）の減少が見られました（下図）。産後太りから抜け出せなかった44歳の女性ですが、体重はマイナス12kgに、洋服は4サイズダウン。揚げ物を食べなくても平気になり、間食も自然と減っていき無理なくやせることができたのです。

体内時計を効率よくリセットし、ため込まない体に整える具体的な食事法は、ｐａｒｔ３で紹介します。

体内時計に合わせた食事による体重の変化

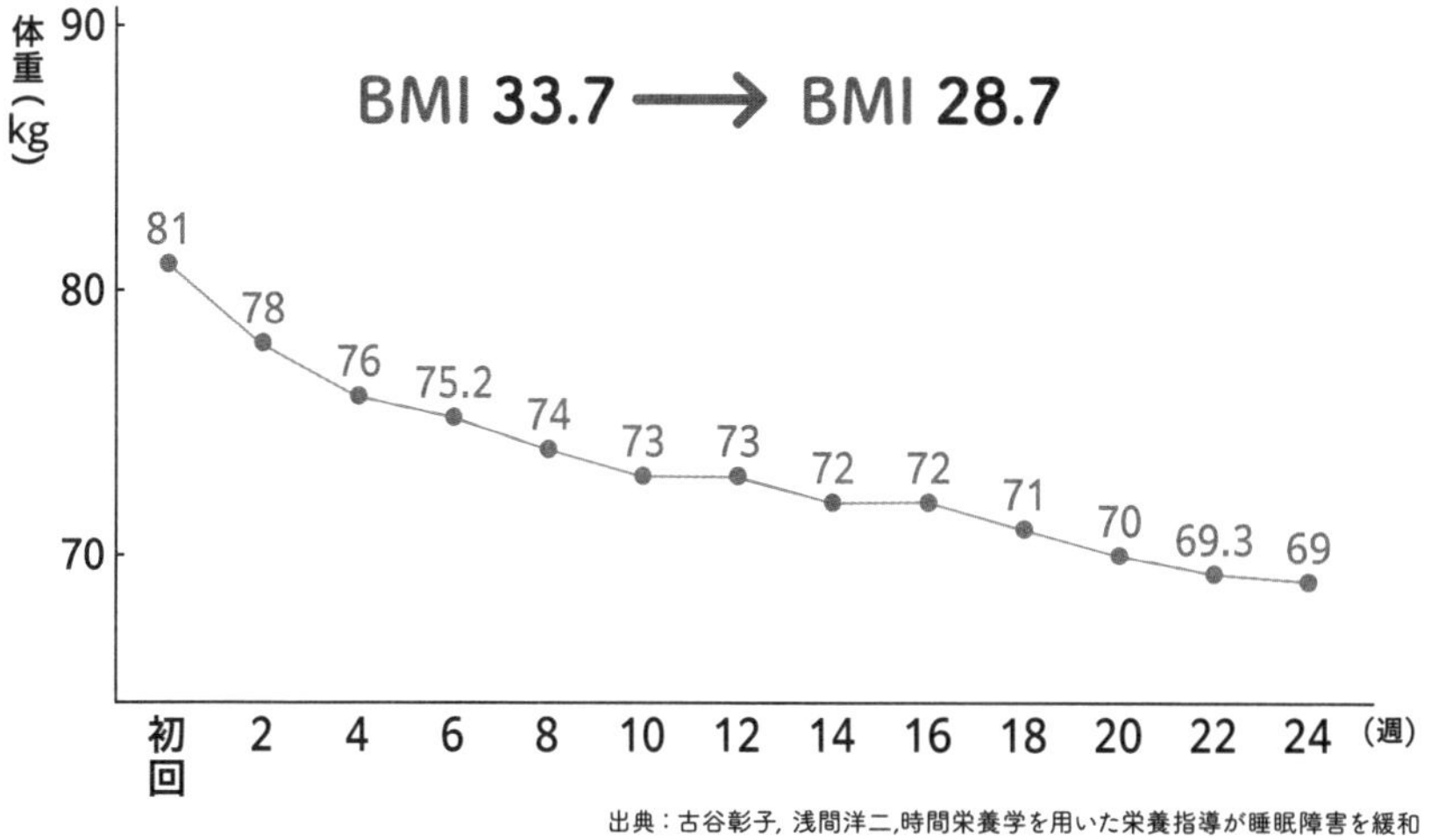

出典：古谷彰子，浅間洋二，時間栄養学を用いた栄養指導が睡眠障害を緩和した症例報告，第39回日本肥満学会ポスター（P138）発表，2018.改変

いいこと
2 腸内環境が整う

便通がよくなり、めぐりのよい体に

朝食をとることで、末梢時計がある各臓器や細胞が刺激され新しい一日がはじまります。腸も食事をすることで刺激され、蠕動《ぜんどう》運動がはじまります。**体が朝と認識すると同時に、便意を起こすスイッチも入る**のです。

腸の動きは**自律神経**と密接なかかわりがあります。体内時計が狂っていると、自律神経のバランスもくずれて腸の働きが低下するのです。自律神経には交感神経と副交感神経があり、日中は交感神経が優位になり活動的になります。夕方から夜にかけて副交感神経が優位になり、リラックスモードになり、体内時計とリンクしています。腸の蠕動運動は、リラックスモードのときに活発になります。

朝、時間に余裕がなくバタバタしていると緊張感から交感神経が優位になり蠕動運動が促されず、便意のスイッチが入らなくなるのです。体内時差ボケを改善し、朝型にシフトできれば朝に余裕ができ、排便もスムーズになるはずです。腸内に便がとどまると、むくみや肌荒れ、肥満のもとになるので、排便リズムが整うことはとてもいいことです。

体内時計と「腸内細菌叢《そう》（腸内フローラ）」もかかわりがあるといわれています。腸内環境を左右する腸内細菌叢は「善玉菌2、悪玉菌1、日和見菌7」が理想ですが、体内時差ボケが起きているとこのバランスがくずれ、悪玉菌が優勢になりやすいのです。悪玉菌が増えれば、蠕動運動が鈍くなり排便がスムーズにできなくなります。腸内環境を整えるためにも、体内時差ボケを改善することが大切なのです。

　食物繊維には不溶性、水溶性の2種類があり、空腹リセットダイエットでは朝食に、水溶性食物繊維をたくさんとることをすすめています。水溶性食物繊維は腸内環境を整える大切な栄養素です。朝にたっぷりと摂取すると、よけいな脂肪のため込みを抑制する腸内細菌が水溶性食物繊維をえさとして食べることで「短鎖脂肪酸」の産出量が多くなることがわかっています。また、血糖値が急激に上昇するのを抑えてくれる働きもあります。

　水溶性食物繊維は、大麦、オートミール、海藻類、いも類、きのこなどに多く含まれています。

　近年、腸活がはやっていますが、朝食をしっかりとり体内時計を正確に動かせるようにすることが腸内環境を整えることにつながります。生活リズムが整えば、排便リズムも整います。便も脂肪もため込まない体を目指しましょう。

いいこと

3 目覚めがスッキリする

生活リズムが整い、目覚ましなしで起きられる

日本人の平均睡眠時間は7時間22分（※経済協力開発機構による2021年調査）で、加盟国30カ国のなかで最下位という結果に。実際、夜遅くまで活動し、朝早く起きるのが日本人のスタンダードではないでしょうか。仕事など社会生活に合わせるため、朝どんなに眠くても無理やり起きてぼーっとしたまま活動をスタート。睡眠不足で悩んでいる人が多いですよね。

遺伝子によって「夜型」「朝型」タイプは存在しますが、ほとんどの人が夜に活動する生活リズムに体が慣れてしまっただけです。私も学生時代は夜型生活でした。なぜか夜はいつまでも作業ができてしまうんですよね。作業は進むのですが、おなかがすいてしまいお菓子をちょこちょこ食べて太ってしまいました。そんな私も、今では目覚ましなしで5～6時には起きられるようになり、すっかり朝型です。朝食を食べ、

夕食は子どもに合わせて18時ごろにはすませ、どうしても遅くなる場合は、分食をとり入れて主食を早めにすませるなどします。すると、翌朝おなかがすいた状態でスッキリと目覚めることができるのです。

「**おなかがすいて起きる**」というのが理想です。寝る直前まで何かを食べていると、胃が重く感じて寝つきも悪いだけでなく、朝は体が重く食欲もわかない状態になります。なんとなく活動がはじまり、脳や体の活動に必要なエネルギー源がないので、やる気もわいてこないもの。なんとなく不調の状態で平日を過ごし、休日に寝だめをするので体内時差ボケがどんどん進んでしまいます。

「空腹リセットダイエット」では、平日と休日の起床・就寝時間をそろえることを推奨しています。**同じ時間に起きて食事をとることで**、**生活リズムが安定**します。体がその生活に慣れてくれば、すっと目が覚めるようになるでしょう。

睡眠をつかさどるのは「メラトニン」というホルモンです。光によって分泌量が変わり、明るい光では少なく、暗い光では多く分泌されます。朝は太陽の強い光を網膜がキャッチし、脳の主時計がある視交叉上核が「朝」と認識し、メラトニンの分泌を抑えるよう指令を出します。夕方から夜にかけて暗くなると再び分泌が盛んになります。**目覚めてから14~16時間後にメラトニンが分泌される**ので、7時に起床、21時過ぎには眠気が訪れる計算になります。**睡眠と覚醒のリズムが確立すれば**、ぐっすりと眠れて、スッキリと目覚めることができるようになるでしょう。

いいこと

4 過食が抑制できる

夜食やダラダラ食べがなくなる

食べる量ではなく、食べる時間帯を見直して太りにくい体に導くのが「空腹リセットダイエット」です。一日3食を基本としているので、小腹がすいたから、口さびしいからといったムダな間食が減っていきます。

食べる時間帯も朝食を食べてから10〜12時間以内に設定しています。8時の朝食なら、18〜20時に夕食を終えるのが理想です。この時間を見ると、「夜食を食べてしまいそう」と思う人もいるでしょう。しかし、朝・昼をしっかりと食べると、夜は軽くてもおなかがすかないものです。エネルギーを必要としている**朝に必要な栄養素をきちんと摂取することで、暴飲暴食を防ぐ**ことにつながります。過度な糖質制限はないので、もの足りなさを感じることもないでしょう。**いつ、何を食べれば脂肪としてため込まれないかを考えた食事設定**となっているので、朝食を抜くことなく食べてほしいです。朝食を食べる人のほうが、肥満は少ないというデータもありますから。

夕食の時間帯が遅くなればなるほど、体内時計がズレて夜型生活になりやすく、食欲が抑えられなくなる危険性も高まります。私も夜型だったときは、深夜にお菓子を食べて手がとまらなくなった経験を何度もしました。**高脂肪、高エネルギーのものはいくらでも食べられてしまう**のです。夕食後、デザートを食べる習慣がある人は要注意！　お風呂上がりのジュースやアイスも夜型にシフトするのでやめたい習慣のひとつです。残業後にラーメンなどガッツリ系を食べるのも避けたいですね。食べる時間が遅くなるときは「分食」という方法もあるので、part3で紹介します。

ダイエットのためにごはんを少なくすると「少しくらいなら……」という気持ちがわいて、お菓子を食べてしまう人もいます。甘いものや脂質の多いものは常習性があるので、一度食べはじめるとクセになりやめられなくなります。でも安心してください。朝と昼をしっかり食べる習慣がつくことで「甘いものは別腹」はなくなっていきます。また、早寝早起きができるようになれば、夜食も当然なくなるので、ムダな食事がどんどん減っていきます。

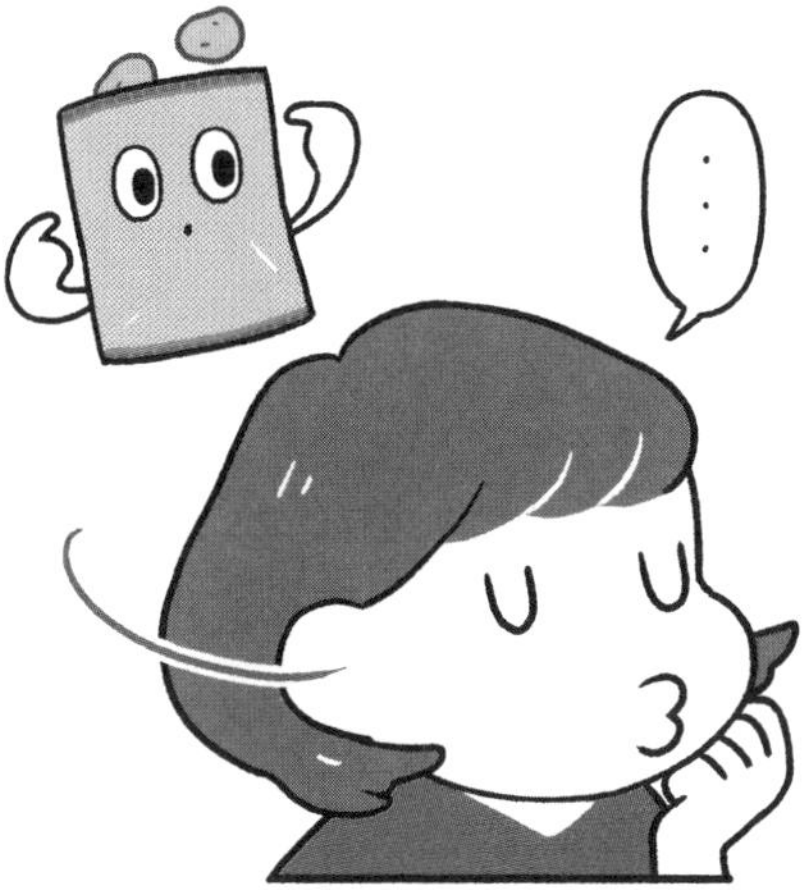

いいこと
5 集中力がアップ

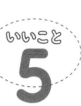

意欲的になり仕事の効率も上がる

会社には始業時間ギリギリに着いていつも準備不足、ぼんやりしてミスが多い……。体内時計が乱れた夜型傾向の人は、午前中はエンジンがかからず仕事がはかどらないことが多いようです。夜ふかしをし、朝なんとか目覚めても頭がぼーっとしている、体が思うように動かないのは、体中にある時計の針がバラバラだから。私たちの体がもつ本来の機能をきちんと生かせるように、体内時計を日々リセットしていく必要があります。時計の針を統一し、時を正確に刻むには「空腹リセットダイエット」が役立つのは、ここまでのお話で理解いただけたと思います。

このダイエット法を継続することで、夜型から朝型生活になります。質のいい睡眠がとれるようになり、朝から意欲的に活動ができるようになるというのは、34ページでもお伝えしました。

仕事効率が上がる最大の理由は「朝食」にあります。朝食抜きで活動をはじめると、頭がぼんやりしたり、集中できなかったりしませんか？　それは、脳が働くためのエネルギーが不足しているからです。

　脳は炭水化物が分解された「グルコース」を主なエネルギー源として活動をします。朝食を食べなかったり、飲み物だけですませて炭水化物（ごはんやパン）をとらないとグルコースが脳に届かず、力を発揮することができないのです。**グルコースが脳に届くまでは、2〜3時間**かかります。シャキッとした頭で仕事に臨むためには、始業時間から逆算して朝食を食べるのがいいでしょう。グルコースは体にストックしておける量が少ないため、定期的に補給しないと脳の働きが鈍くなってしまいます。

　朝食が脳の活性化に役立つもうひとつの理由は「かむ」ことです。**ものをかむと、脳が刺激され覚醒**するといわれています。

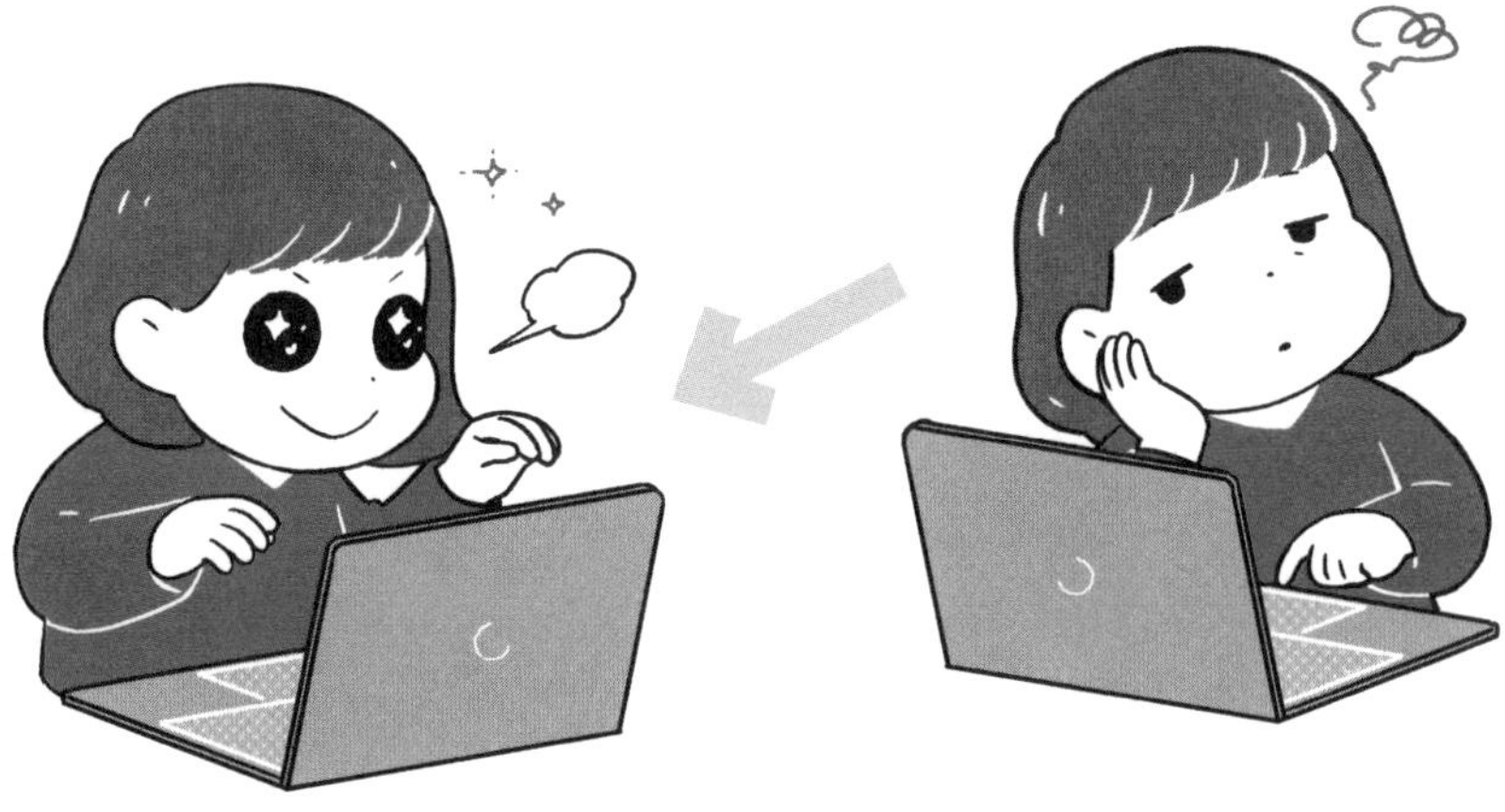

スムージーやプロテインなどドリンクだけの朝食ではなく、かむことを意識したメニューにしましょう。

朝食を食べている人と食べていない人の記憶力をテストしたデータがあります（下図）。空間記憶テストは、絵の描かれたカードを見せ、どこに何があったかを記憶し、元に戻すものです。単語記憶テストは短い単語をいくつか瞬時に覚え、いかに早く書き出せるかというものです。瞬時の記憶力や連想力が求められるテストにおいて、朝食を食べている人のほうがいい成績を残しています。

朝食と記憶力の関係は大人だけでなく、子どもに対しても結果があらわれています。文部科学省の「全国学力・学習状況調査」によると、**朝食を毎日食べている子どものほうがどの教科においても成績がい**

朝食と記憶力の関係

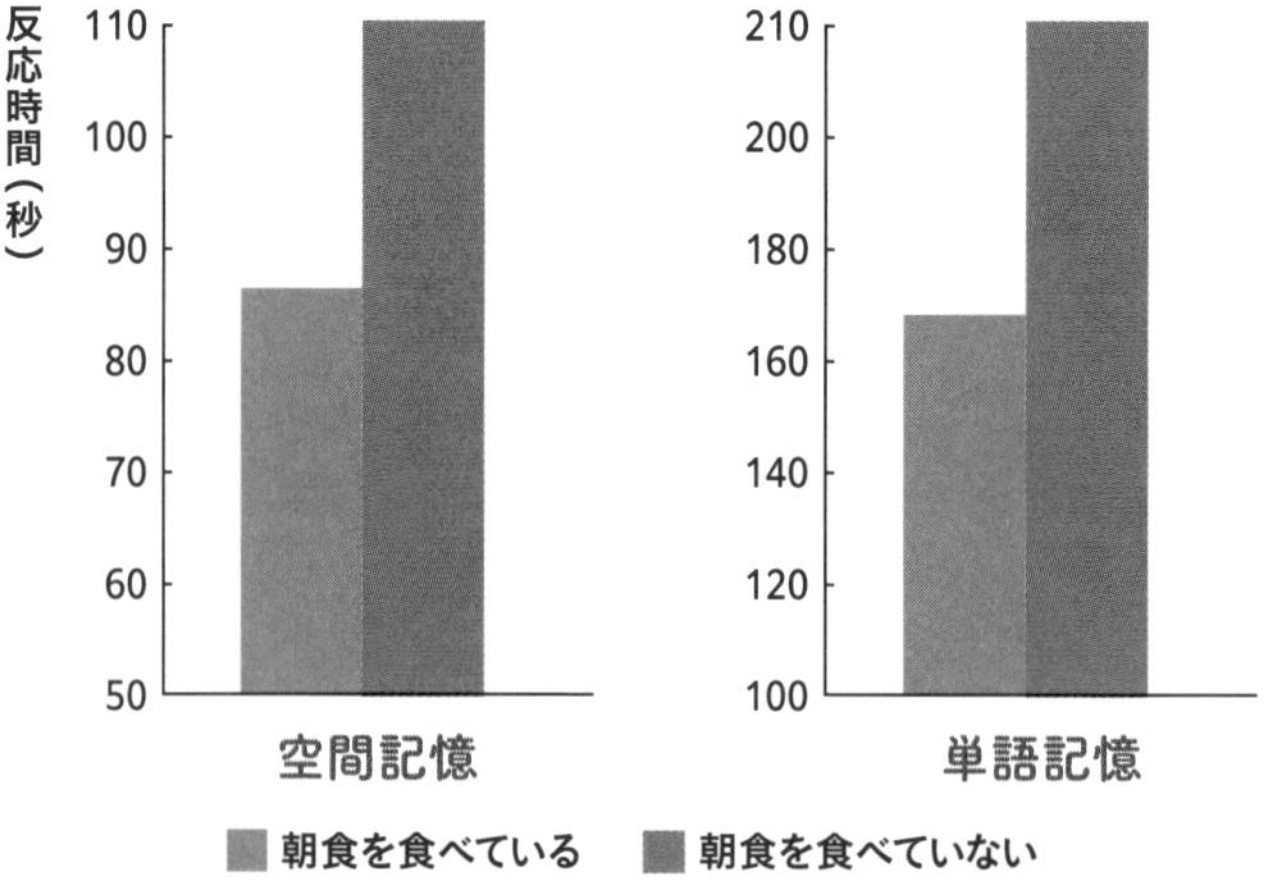

出典：D. Benton and P.Y. Parker, Breakfast, blood glucose, and cognition, The American Journal of Clinical Nutrition, 67 (4):772S–8S, 1998. 改変

いという結果に（下図）。**小学生を対象とした**別の調査では、朝型傾向のほうが勉強意欲、集中力があるということがわかりました。

朝食に重きをおいた「空腹リセットダイエット」は、肥満対策だけでなく、勉強や仕事への意欲を高めてくれるというわけです。集中して仕事にとり組み、効率が上がれば、残業が減って自分の時間をもてるようになるでしょう。

ちなみに、厚生労働省の「令和元年国民健康・栄養調査報告」によると、朝食の欠食率は男性14・3%、女性10・2%でした。男女ともに働き盛りである30～40代の欠食率が高いのが現状です。ベストコンディションでいられるよう、しっかりと朝食をとって脳を活性化させたいものです。

朝食摂取と学力調査の平均正答率との関係

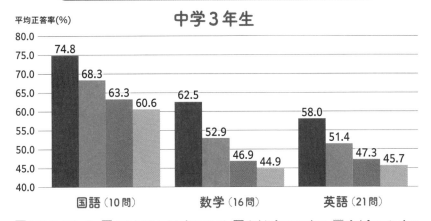

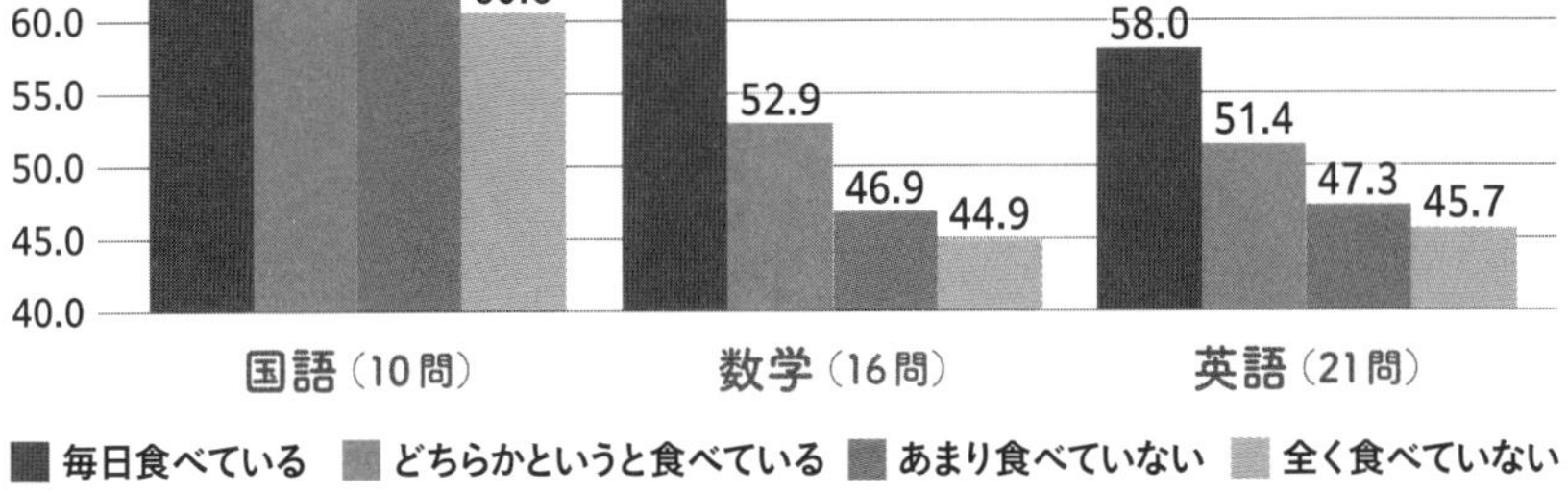

出典：農林水産省,家庭での食育の推進, https://www.maff.go.jp/j/syokuiku/wpaper/r01_minna/html/part3.html, access date; 2023/03/08改変

いいこと 6

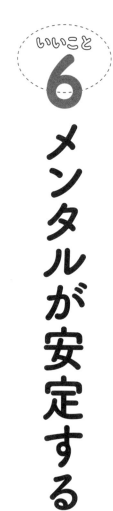

メンタルが安定する

落ち込みや日曜夜のモヤモヤ解消

平日は朝から晩までせわしなく働き、休日は疲れをとるためにゆっくり休み、趣味を楽しむ。メリハリのある生活を送っているように思いますが、平日と休日の生活リズムが異なることで、体内時差ボケが起こり心身の不調を招いています。時間と心に余裕がなくなり、イライラしたり、カッとなったり、どうせ私なんて……と落ち込んだり心が不安定に。その原因のひとつは自律神経にあります。

自律神経は生命を維持するために呼吸や体温、血圧などを24時間休むことなくコントロールしている神経です。脳にある**体内時計がこの自律神経の働きをコントロール**している司令塔なので、体内時差ボケが起きていると活動的なときに働く交感神経と、リラックスしているときに働く副交感神経の切りかえスイッチがうまくいかなくなります。すると理由もなく胸がざわざわする、やる気が出ない、ネガティブ思考になるといった心の不調があらわれます。

「空腹リセットダイエット」で規則正しい生活が身につくと、しだいに自律神経の働きも安定し、不安感やイライラ、落ち込みといった心の不健康も解消されていきます。平日と休日の差もなくなり、フラットな気持ちで月曜日を迎えられるようになります。

メンタルの安定には「**セロトニン**」も欠かせません。**セロトニンは**「**幸せホルモン**」とも呼ばれていて、分泌されると不安感をやわらげ前向きな気持ちがわいてきます。朝、**太陽の光を浴びることで分泌が促される**ので、朝型生活はメンタルの安定にもつながるというわけです。また、**セロトニンはよくかむことで分泌が盛んになる**といわれています。朝食を食べることも、心の元気の源なのです。

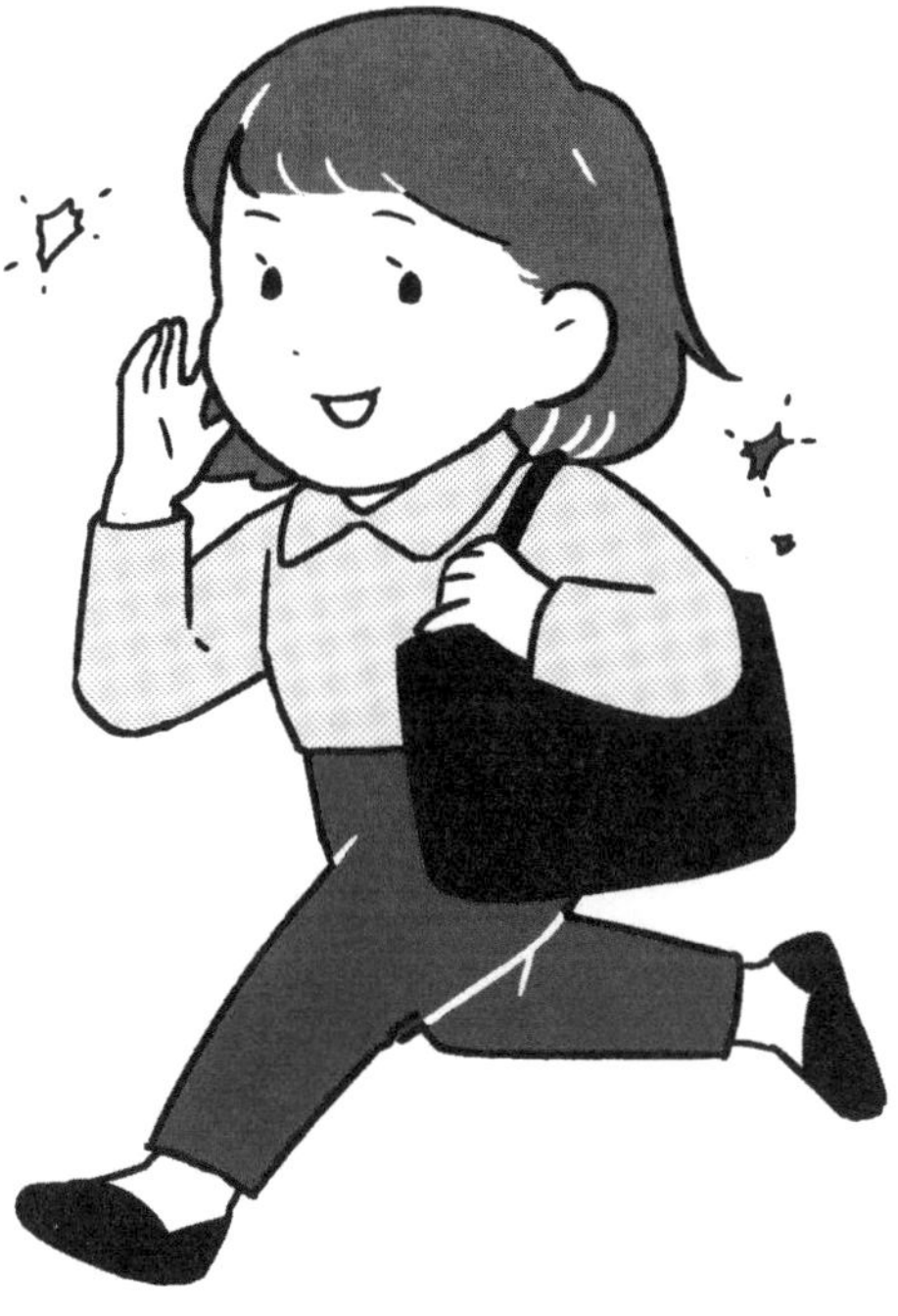

いいこと
7

肌と髪の調子がよくなる

栄養が行き届き
ツヤとうるおいを感じる

体本来のリズムに従った規則正しい生活を送るようになると、睡眠の質が上がり、腸内環境も整い心身が元気になります。太りにくくなることはもちろん、肌や髪の調子も上向きになります。

睡眠不足は肌トラブルのもと。肌のターンオーバーは、夜に活発に行われます。夜ふかしをせず、質のいい睡眠をとることで、

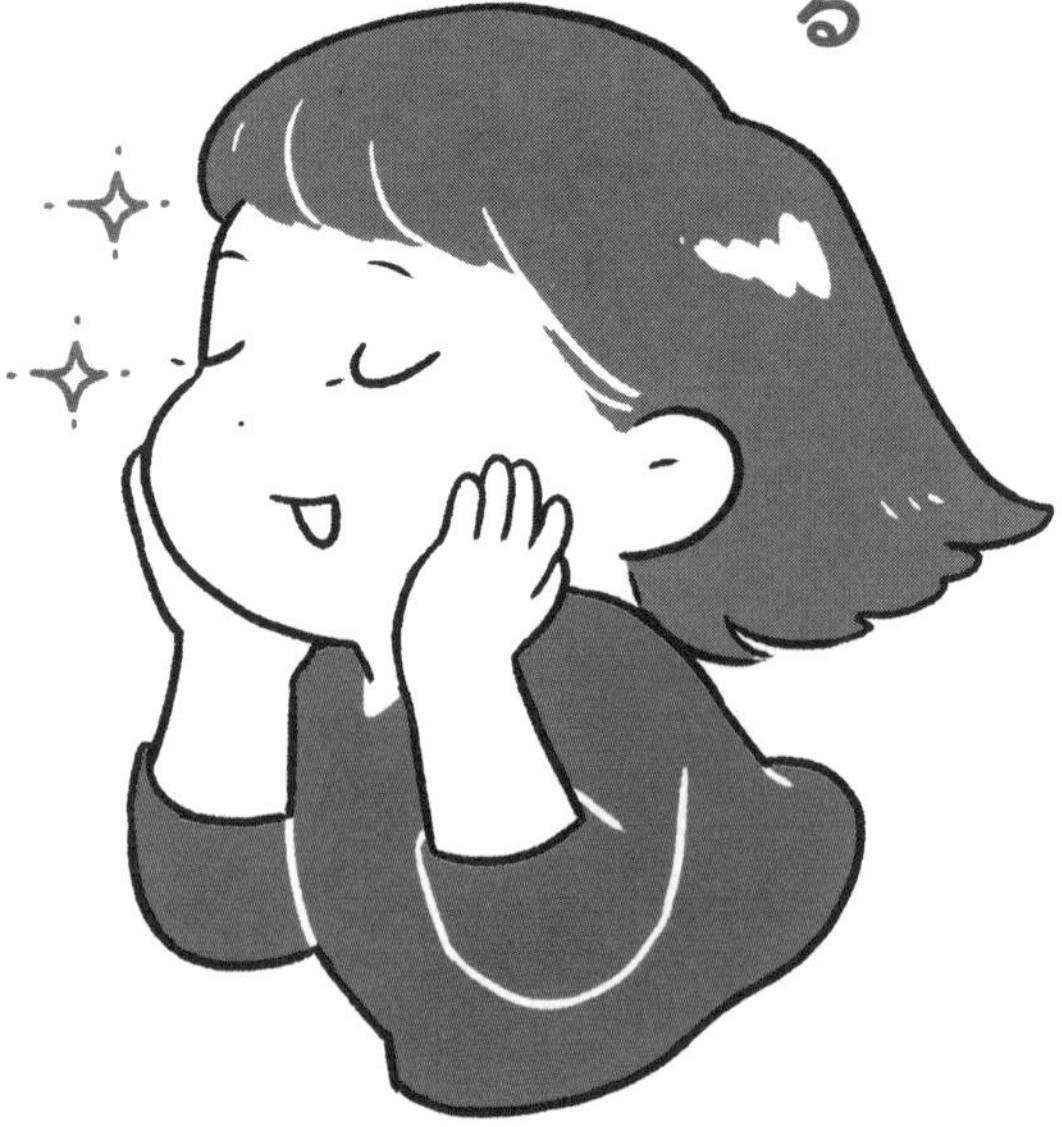

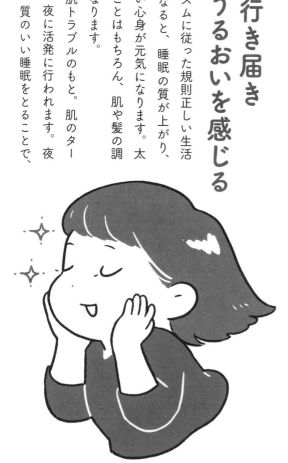

肌の生まれ変わりがスムーズに行われ、かさつきや吹き出物などの肌トラブルを防ぐことができます。

肌や髪、爪、筋肉はたんぱく質からできています。肌の弾力やツヤ、髪のハリ、コシを保つためには、たんぱく質が欠かせない栄養素なのです。「空腹リセットダイエット」では、この「たんぱく質」を意識して摂取することをすすめています。体内時計をリセットするのに効果的だからです。特に**朝はたんぱく質の吸収がいい時間帯**なので、効率よく補うことができます。不足しがちなたんぱく質を積極的にとることで、肌や髪も元気になりますし、筋トレに励んでいる人は筋力アップがねらえます。

食事制限をするダイエット法ではないので、たんぱく質を含む3大栄養素を過不足なく摂取することができます。一日3食で満足でき、肌荒れのもととなる高脂質・高糖質のスナック菓子やチョコレートなどのおやつを回避できます。

体内時計が整えば腸内環境も改善されるので、便通もよくなります。不要なものを排出し、めぐりのよい体になれば、栄養が全身に行きわたり健やかな肌、髪に。便が腸内に長い間とどまると、有毒物質が血液に流れ出て全身に広がるともいわれているので、気をつけたいですね。

今回、ダイエットに挑戦してくれたモニターのなかでも「**肌荒れが改善した**」「**むくみが気にならなくなった**」という報告がありました（140ページ）。私自身も、肌荒れに悩むことが少なく、実感しています。

Q 夜型生活でも、できますか?

A 自分の生活スタイルに合わせた“朝”を見つければ大丈夫!

夜勤が多い仕事で夜型生活になっているのであれば、その生活リズムに合わせて、一日のはじまりを決めてください。太陽がのぼる「朝」ではなく、あなた自身の朝を基準にして、長い空腹時間を破る食事をとることで、体内時計のリズムが整います。日中の活動がメインなのに、夜ダラダラと過ごしているならば、時計が示す朝に朝食を食べて体内時計をリセットしてください。徐々に体が慣れて朝型生活にシフトできます。目覚めがスッキリとして、さわやかな気分で一日がはじめられます。

Q 体内時差ボケはどのくらいの期間で改善できる?

A 1週間は続けてみましょう

海外旅行をしたときになる時差ボケと同じで、個人差はありますが1週間もすれば体が慣れてくるでしょう。平日と休日の起床・就寝時間を一定にすることを考えると、1週間は続けてほしいですね。あれもこれもと一気にはじめるのは難しいので、まずは朝食を食べることを優先してください。それだけでも体内時計がリセットされます。本書のモニターも1週間で体が軽くなった、目覚めがよくなったと効果を実感できたようです。

Q 睡眠時間を削らないとダメ?

A 自分にとっての最適な睡眠時間を見つけて

平日は仕事のために無理やり起きて睡眠時間が短い、休日は夜ふかしをしつつ好きなだけ眠っている。睡眠時間が日によって異なる人が多いと思いますが、一人ひとり最適な睡眠時間があるのです。それを見つけるには、休日、夜ふかしをせず、目覚ましをかけずに寝てみましょう。すっと目が覚めた時間が、あなたにとって最適な睡眠時間です。その時間を確保できる一日のスケジュールを組むといいでしょう。

part 2

体内時計に合わせた生活に！

空腹リセットダイエットのルール

たった5つで
1年－10kgも
夢じゃない！？

ルール 1
朝食を欠かさない

ルール 2
10～12 時間空腹にする

ルール 3
食事のタイミングをそろえる

ルール 4
起床時間を一定にする

ルール 5
食べたものを記録する

難しいルールはないので、無理なく続けられます。

ため込まない体をつくる「空腹リセットダイエット」は朝食（1st ミール）がカギ

ここまで繰り返し朝食の重要性をお伝えしてきました。そこで、ふと疑問に思う人もいるのではないでしょうか。

「いつも朝食を食べているのに、疲れやすくて体がだるい」

「朝ごはんはほとんど欠かしたことがないのに、体重が減らないのはなんで？」

「スマホのアラームは5分おきにしていても起きられない。朝ごはんはちゃんと食べているんだけどな」

たしかに、厚生労働省の調査でも朝食の欠食率は低く（41ページ参照）、食べている人のほうが多いのが現状です。

では、なぜ起きられない、倦怠感がある、体重が減らないといったことが起きるのかというと、体内時計をリセットする食事内容ではないからです。「いつ食べるか」はクリアしていますが、「何を食べるか」が抜けています。睡眠は量より質といわれるように、食事も質が大切なのです。

栄養指導をするなかでも、朝食を食べているという人にその内容を見せてもらうとヨーグルトとシリアルだけ、チーズトースト1枚だけ、バナナ1本だけと単品のことが多いのです。たしかに食べているのですが、一日の活動をはじめるための栄養、エネルギーが足りていません。忙しい朝は簡単なものですませ、夕食にボリュームのあるものを食べるスタイルの人が多いと思いますが、これが太りやすく、さらに体内時計を乱す原因になっています。

食べたものを胃や腸で分解、吸収する働きにも体内時計は関係しています。分解、吸収しやすい時間帯があり、その時間に合わせた食事の摂取方法で太りにくく健康的な体に導くのが「空腹リセットダイエット」です。

朝は栄養素の代謝が高く、しっかりと食べてもエネルギーとなるので体に蓄積されにくい時間帯です。この時間をのがすなんてもったいない！　もちろん、量には気をつけてほしいのですが、**ごはんもパンもOK**。体内時計をリセットし、脳を活性化させてやる気がわいてくるので、朝食を食べないほうがもったいないのです。反対に体を休める**夜は、エネルギーをため込む時間帯**なので、軽めを心がけてください。

空腹リセットダイエット
ルール1

朝食を欠かさない

起きてから1~2時間以内に食べる

体内時計をリセットすることを目的とした朝食。朝起きて、脳の主時計が一日をはじめているのに、朝食をなかなか食べないでいると末梢時計がリセットされずにズレが生じます。起きたはずなのに、エネルギーをつくり出す内臓にスイッチが入らず、ぼーっとして動きが鈍くなります。主時計とのズレを少なくするためには、起床後1~2時間のうちには食事をすませてください。

夜勤シフトの場合でも、自分の活動リズムに合わせた活動開始時間での朝食をとれば、効果が得られます。長い空腹時間を破るのが「朝食(1st ミール)」ととらえてください。

朝に比重をおくほど太りにくい

体重を落としたいときに真っ先に考えるのは摂取カロリーを減らすことです。もちろん、暴飲暴食を繰り返して太った人は減らす必要がありますが、まずは食事量の比率を変えてみましょう。

肥満者を対象に一日1400kcalを朝700kcal、昼500kcal、夜200kcalに分けたグループと、朝200kcal、昼500kcal、夜700kcalに分けたグループで体重の減り方を調査しました。すると、**朝に比重をおいたグループのほうが明らかに体重の減少**が見られたのです。

また、食事をとったあとの代謝量の増え方を調査した結果から、昼、夜よりも朝食をとったあとに高くなることがわかっています（下図）。

いきなり食事量を減らすのは続かないもと。**朝食はしっかり、夕食は軽め**に変えてはじめましょう。

摂食時刻と食事誘発性熱産生※

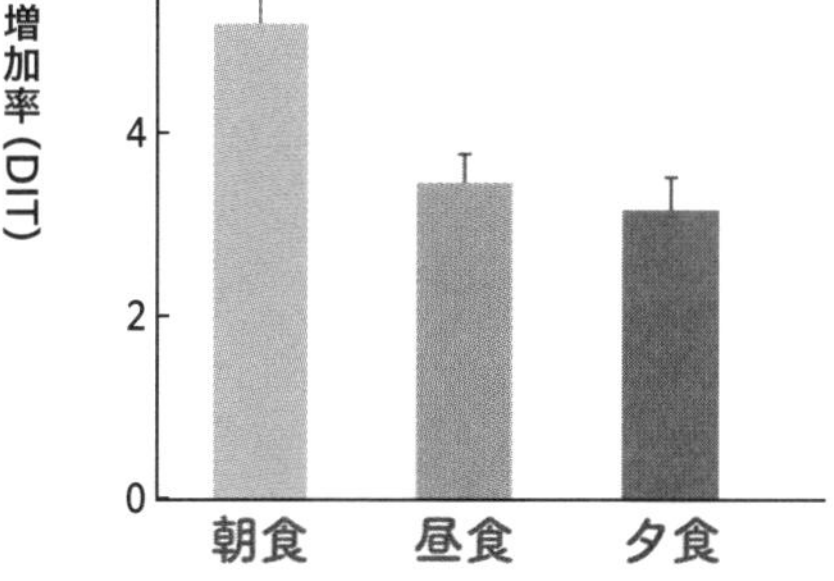

出典：花田玲子, 出口佳奈絵, 山田和歌子, 田中夏海, 西田由香, 朝食の摂食量によるエネルギー消費への影響, 東北女子大学・東北女子短期大学紀要, 55, p.68-73, 2016.改変

※食事誘発性熱産生とは、食事をしたあと安静にしていても増大する代謝量のこと。

炭水化物＋たんぱく質が体内時計をリセット

具体的に何を食べれば体内時計がリセットされるかというと、ずばり「**ごはんと魚**」の組み合わせが理想的です。ダイエットにおいて炭水化物は〝悪〟というイメージがついていますが、体内時計を動かし、一日のエネルギーを生み出すために、絶対にとりたい栄養素です。

米、小麦などの炭水化物にはでんぷんが含まれており、これが糖質です。糖質は分解されて「グルコース（糖）」になります。さまざまな糖で体内時計の動きを検証したところ、**グルコースとたんぱく質の組み合わせが、体内時計を動かす**ことがわかりました。

グルテンフリーや糖質オフダイエットにトライしたことがある人は、「主食をしっかり食べていいの？」と不安になるかもしれません。しかし、朝の時間帯は炭水化物（糖質）の代謝もよく、エネルギー源として使われて体に蓄積されにくいので安心してください。摂取せずにお昼まで過ごすと、栄養が足りずにドカ食いしてしまうおそれがあります。低糖質を選ぶ必要もありません。むしろ**朝は、インスリンの分泌が盛んになる白米などの穀類系炭水化物がおすすめ**です。インスリンはすい臓から分泌される

まずは、いつもの朝食にプラスワン！

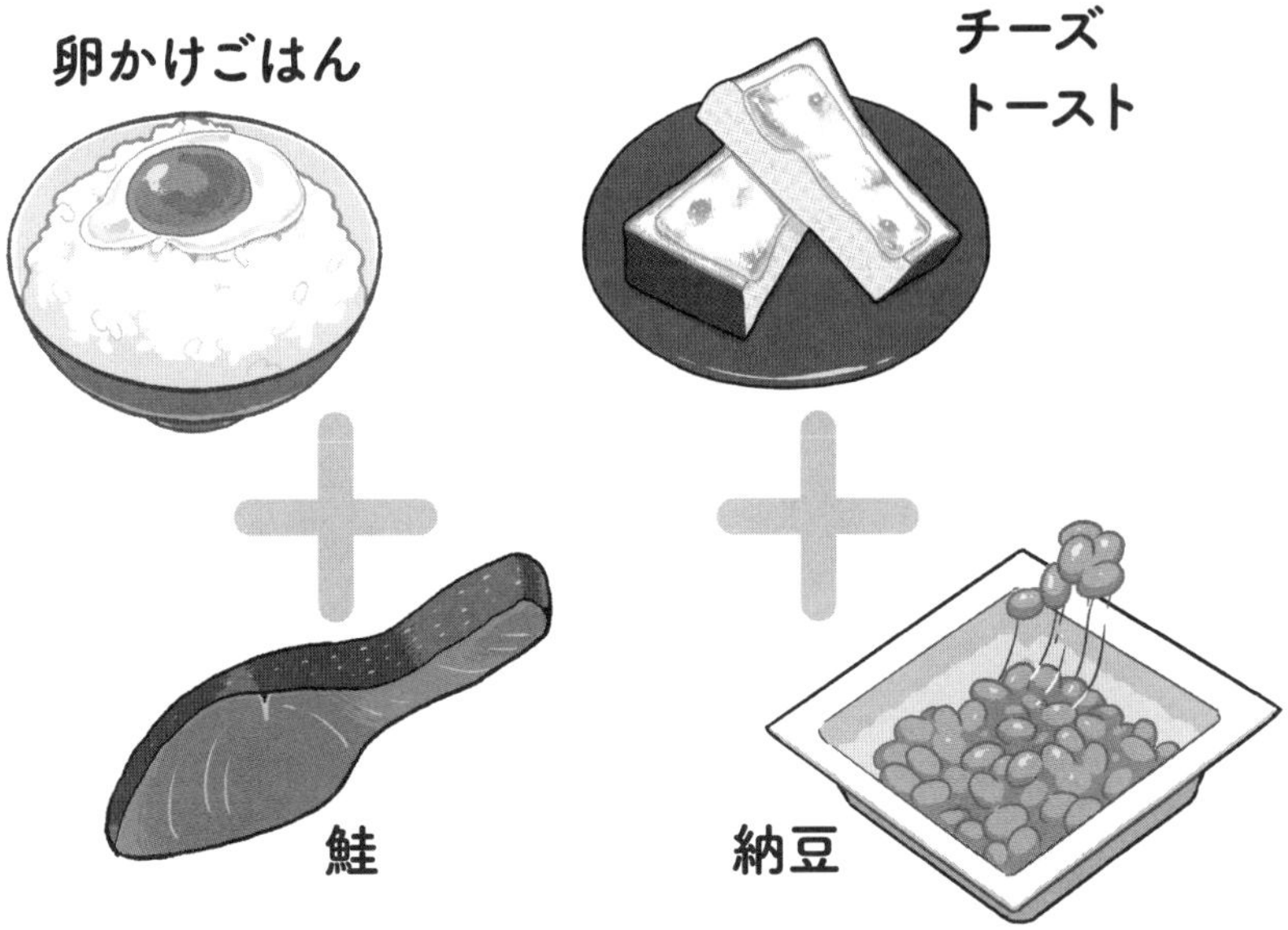

ホルモンで、血糖値の上昇を抑える働きがあります。

炭水化物に合わせたいのがたんぱく質です。なかでも**魚の油が体内時計をリセットするのに有効**だということがわかっています。卵、チーズ、納豆、鶏肉など高たんぱく食材も朝食にぴったりです。

品数を増やすのが理想ですが、朝は忙しいもの。**いつもの朝食にたんぱく質をひとつプラスする**ことからはじめてみましょう。パン食ならチーズやツナ、目玉焼きをプラス！　ごはん派なら鮭、かにかま、魚肉ソーセージ、納豆をプラス！　缶詰やレトルト食品を活用して、単品にならないよう工夫をしてください。

作るのがめんどうという人は、コンビニで鮭やツナのおにぎりに豆腐のみそ汁、サラダチキンなどを選ぶといいでしょう。

空腹リセットダイエット ルール2

10〜12時間空腹にする

体内時計に合わせたプチ断食でリセット

「空腹リセットダイエット」は、食べる時間を制限する方法です。体内時計をリセットして、体のリズムを整えてから行うことで効果が期待できます。食べる時間も大切ですが、**食べない時間を長くすること**もこのダイエット法においては重要です。

本書では、一日のはじまりに食べる食事を「朝食（1st ミール）」と定義しています。長い絶食を終えて食べる「Breakfast」だからです。

長い絶食のあとに朝食（炭水化物）を食べると、血糖値が上がりやすく、これに反応してすい臓からインスリンが分泌されます。**このインスリンが末梢時計をリセットする役割を担っています。**食べない時間をしっかりと設け、消化、分解を担う内臓を休ませてあげることで、朝食によるリセット効果がより発揮されます。

生活リズムによって時計が変わる

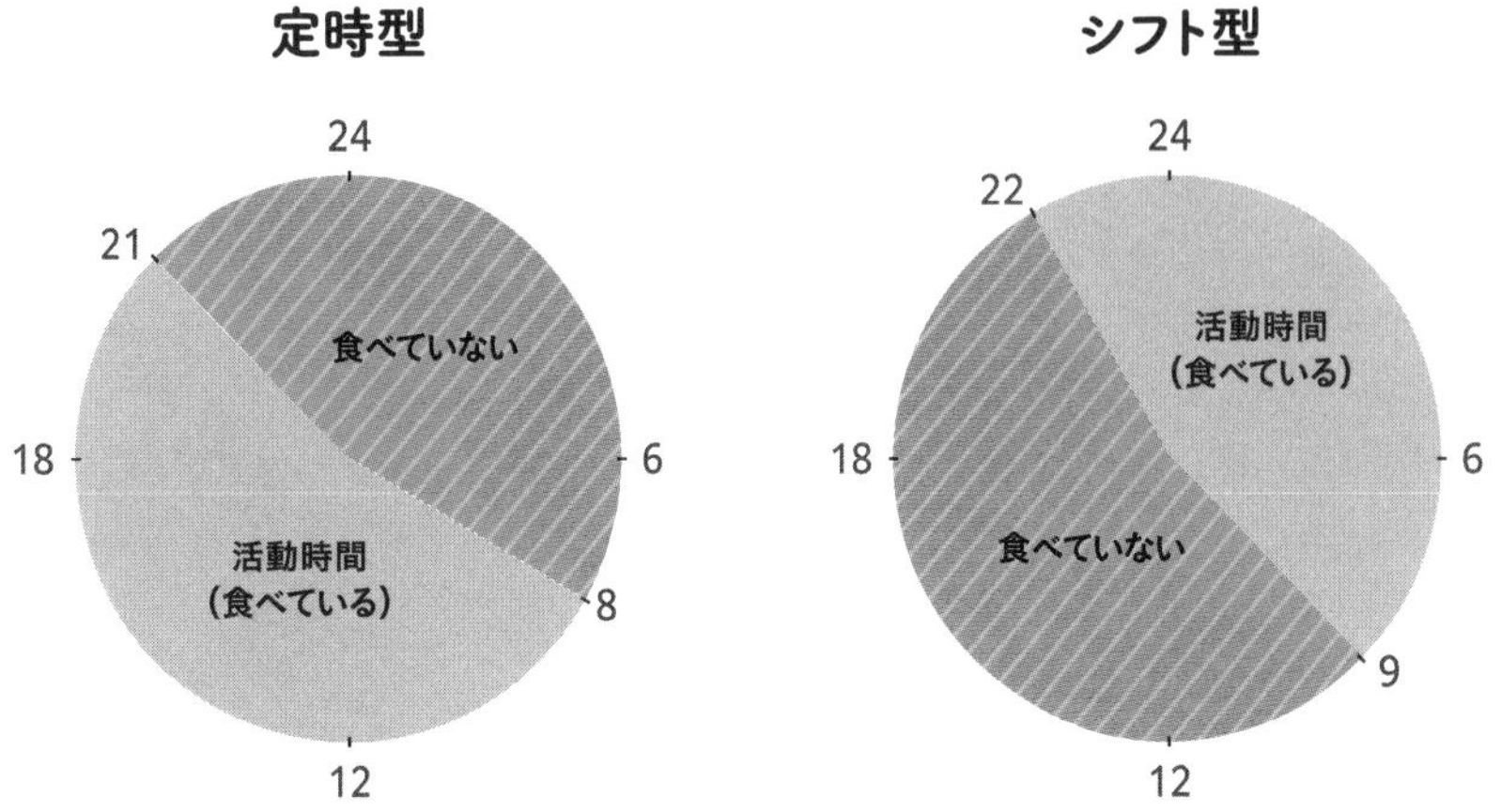

ただし、絶食時間が長ければ長いほどいいというわけではありません。体内時計をリセットする目的としたとき、朝食を7時に食べると決めてはいるものの前日の夕食を抜いたり、15時や16時などまだまだ活動する時間帯に食事を終えてしまうとエネルギー不足に。またドカ食いをする原因にもなりかねません。

体に朝を知らせることと、活動リズムに合わせて3食とることを考えると、**10~12時間の絶食時間が適切**です。たとえば、朝7時、昼12時、夜19時の食事時間にすると、12時間の絶食になります。夜勤やシフトワーカーの人は、勤務体制に合わせて設定しましょう。**一日のなかで最も長い絶食時間のあとが「朝食」**になることを覚えておけば応用ができます。

空腹リセットダイエット
ルール3

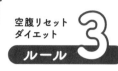

食事のタイミングをそろえる

自分の時計に合わせた一日3食をとる

朝食を食べて体内時計をリセットしても、昼と夜の食事時間がバラバラになってしまえば太りやすくなります。食事と食事の間が長くなればなるほど、血糖値が上がりやすくなりますし、**夕方からは脂肪をためやすい時間帯**になるので、食事時間が後ろにズレるのは避けてください。おなかがすいたら食べるというのも、体内リズムが不規則になるもと。

まずは朝食（1stミール）の時間を決め、睡眠を含む絶食時間から逆算して夕食時間を設定します。決めた時間におなかがあまりすいていなければ、無理に量をとる必要はないので、たんぱく質、食物繊維がとれる軽めの食事をしましょう。

どうしても夕食が遅くなるなら分食を

7〜8時を朝食タイムにすると、夕食は18〜19時ごろになりますね。仕事をしている人、小さなお子さんや塾に通っているお子さんがいる人はちょうど忙しい時間帯です。うまくタイミングが合わないときは、1食分を2回に分ける「分食」がおすすめです。

たとえば、本来の夕食時間である18〜19時におにぎりを1個食べ、帰宅後の21時におかずを食べる「分食」にすると、血糖値の上昇を防ぐことができます。

夕食時間が遅くなればなるほど、寝る時間も後ろ倒しになり夜型に戻ってしまいます。また、夜は栄養の吸収がいい時間帯なので、食事量が変わらなかったとしたら食べる時間が遅くなるほど太りやすくなります。さらに**グレリンと呼ばれる食欲増進のホルモンにスイッチが入り、ドカ食いをしやすくなる時間帯**でもあるので、注意しましょう。夕食が遅くなった場合、食後すぐに寝るのは避けてください。

分食の例

早めの夕食に主食

遅めの夕食におかず

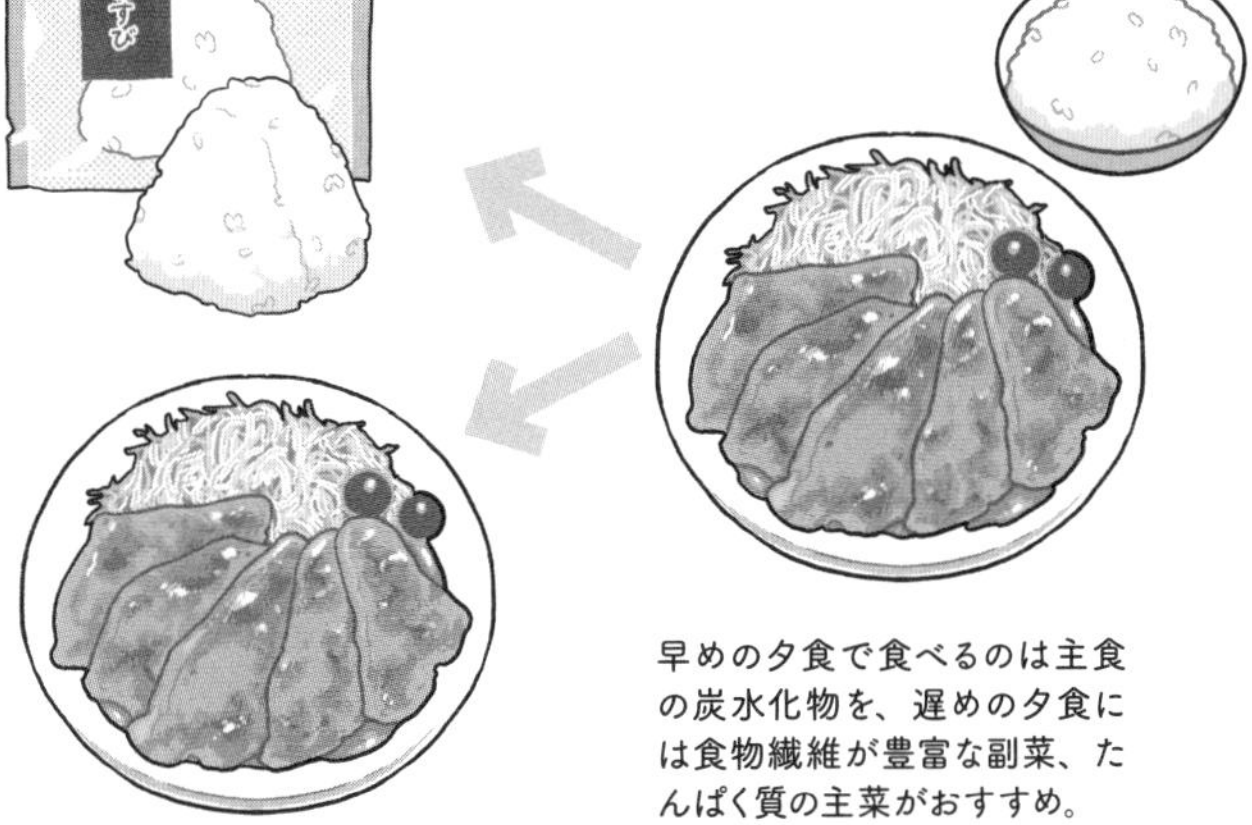

早めの夕食で食べるのは主食の炭水化物を、遅めの夕食には食物繊維が豊富な副菜、たんぱく質の主菜がおすすめ。

空腹リセットダイエット
ルール4

起床時間を一定にする

平日と休日で起きる時間を同じに

体内時差ボケのもとは、平日と休日での生活リズムの違いです。特に、入眠時間がバラバラになることで、時差ボケが起こります。平日、休日の差をなくし、フラットな状態にすることが大切です。

一日3食の食事リズムが定着してくると、自然と朝起きられるようになりますが、ダイエット開始と同時に意識して起床時間を一定にしてください。最初は少しつらいかもしれません。しかし、2時間くらいなら……という気持ちは捨ててください。この2時間が時差ボケを起こすのです。**休日の朝寝坊は、日曜夜の寝つきを悪くする**というデータがあります。2日間朝寝坊をしたことで、体内時計が乱れ、眠りを誘うメラトニンの分泌が遅れるため結果的に夜ふかししてしまうのです（左図）。疲れ

「休日朝寝坊」で日曜夜のメラトニン分泌が遅れる

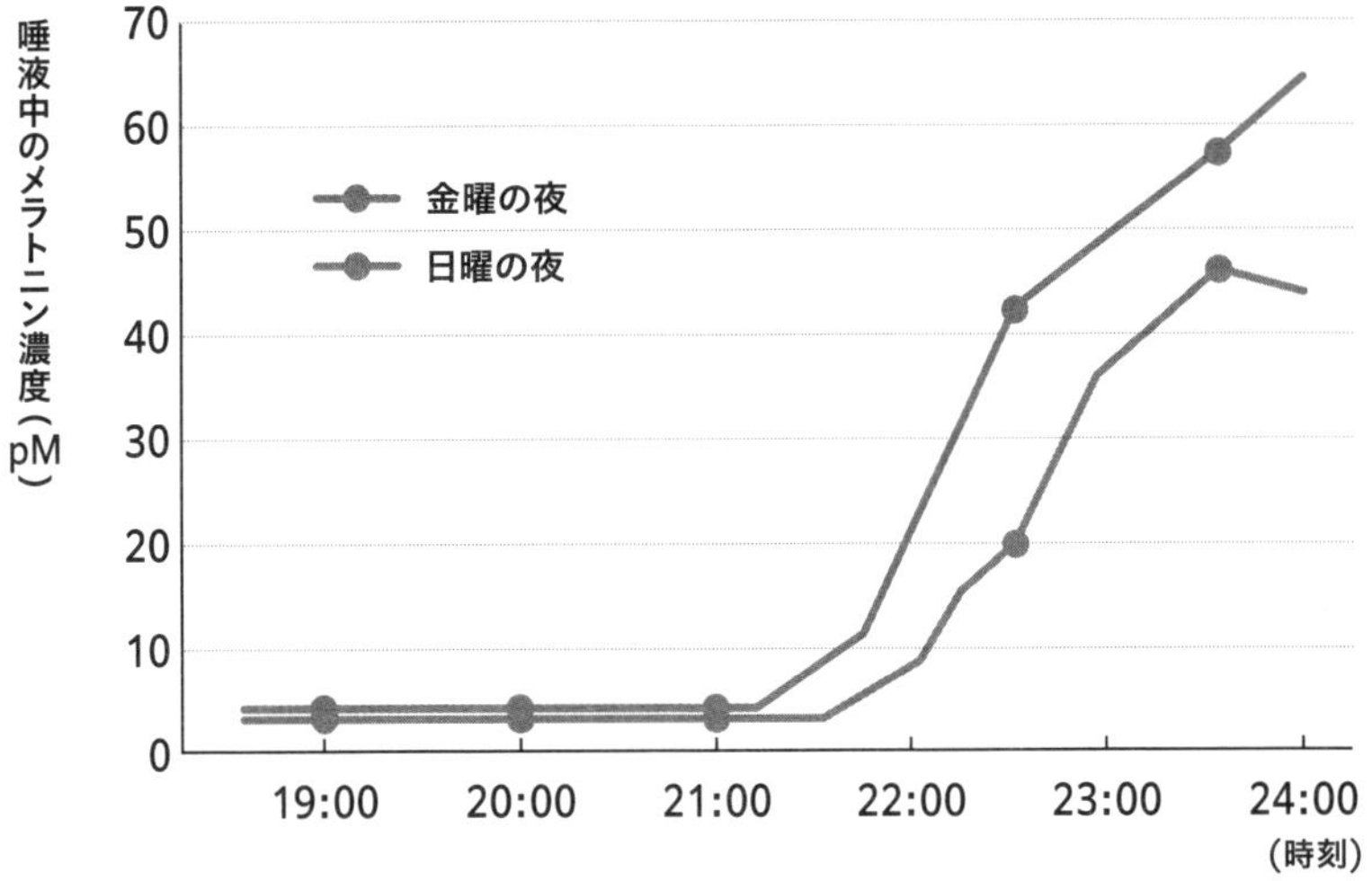

出典：Sleep and Biological Rhythms 2008; 6: 172–9.改変

をとってスッキリとした気分で月曜を迎えるつもりが、寝不足でやる気が出ない状態でスタートすることに。

休日もいつもどおりに起き、朝日を浴び、朝食を食べて体内時計をリセットすれば、二度寝をしたくなることもないでしょう。疲れが残っている、**日中眠気がおそってくるときは、15時頃までに15～30分昼寝**をするとスッキリします。1～2時間も昼寝をすると夜の睡眠に影響を与えるので、短い時間にとどめておきましょう。

2～3日仕事が忙しく、就寝時間が遅くなっても起床時間は変えずに起きることが大切です。少しだけ……の気持ちが、時差ボケを広げてしまうので要注意。

目覚ましなしですっと起きられるようになれば、体内時差ボケが解消された証拠。日々の生活を充実したものにしてくれます。

光を味方につけて質のいい睡眠をとる

私たちのまわりには「光」がたくさん存在します。朝の太陽の光は主時計を動かし、睡眠を促すメラトニンの材料となるセロトニンの分泌を盛んにしてくれる〝いい光〟です。日中、強い光を浴びることは体内リズムを整えるために必要ですが、夕方から夜に浴びる青白い強い光は脳を覚醒させ、眠りを妨げる要因になります。

寝る直前まで手にしている**スマートフォンやタブレット、長時間向き合っているパソコンのブルーライトは脳を緊張させる**ので、寝る2時間前にはオフにするようにしてください。テレビや照明をつけっぱなしにして寝てしまうと、中途覚醒など睡眠の質を落とします。**寝る前は、やさしい暖色の光**にし、リラックスモードにすると入眠しやすくなります。朝は、カーテンをあけ太陽の光をキャッチしてください。光を上手に使いこなしましょう。

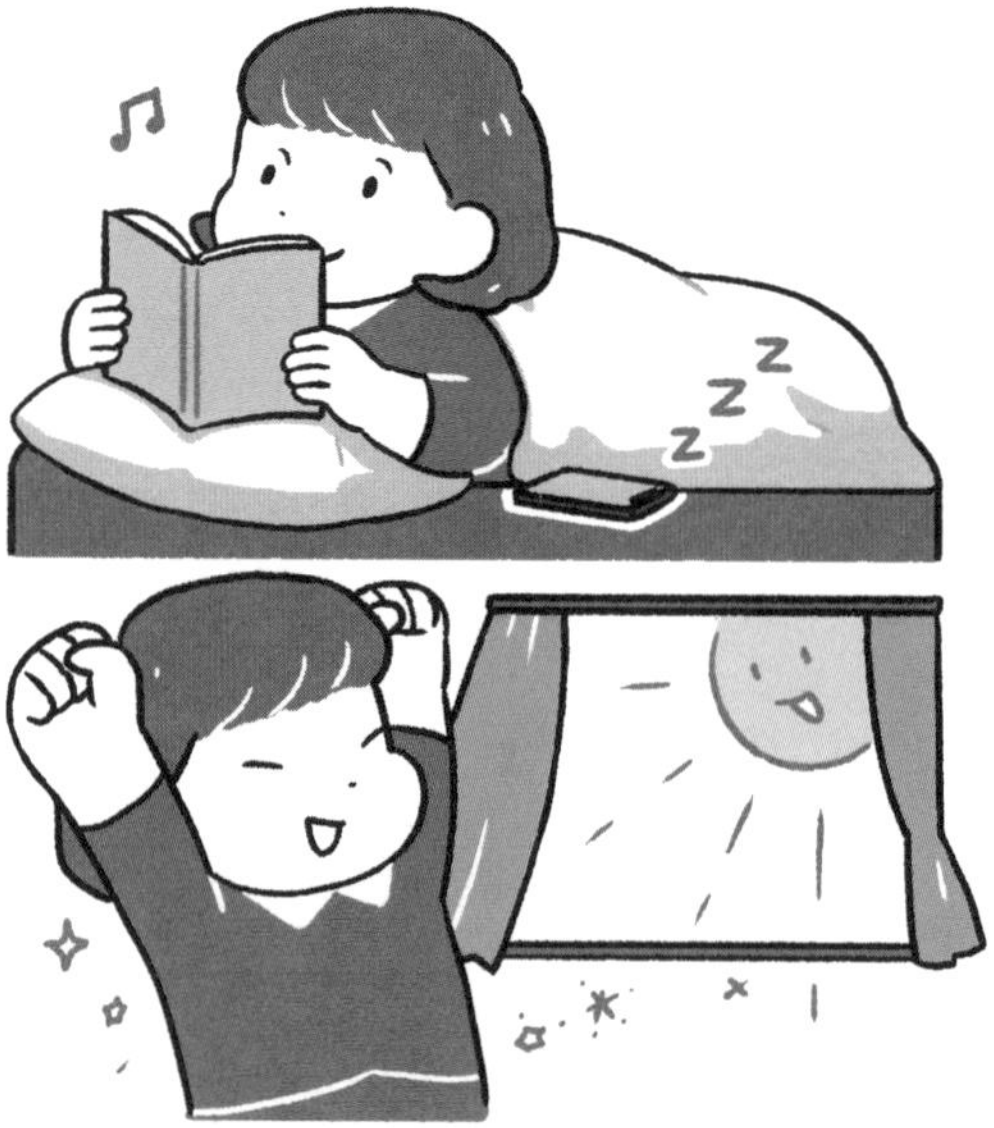

空腹リセットダイエット ルール 5

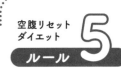

食べたものを記録する

食事を写真に撮り、客観的に見る

「そんなに食べてないのに、なかなかやせないんです」。栄養指導を受ける人がよくおっしゃることです。自分では食べていないつもりでも、実は食事量が多く「食べすぎ」なことが多いのです。記録するのは書くよりも写真のほうが客観的に見ることができるのでおすすめです。ノートに「パン、サラダ、ヨーグルト……」と書いても量がわかりにくいからです。写真なら一目で量もわかりますし、不足している栄養素も見えてきます。加えて、同じ食器を使うと分量の違いに気がつきます。ダイエットをはじめる前と1週間後、1カ月後……と比較がしやすく、変化も実感できます。

写真を撮り忘れたからといってそこでダイエットが終わるわけではありません。忘れてもいいやと気楽な気持ちではじめてください。

Q 午後、小腹がすいてしまいます。おやつはダメですよね？

A 夕食2時間前のプチ間食なら血糖値上昇をブロックできるのでOK

昼食から夕食までに長い時間があき、おなかがすいたと感じたらガマンせずに食べても大丈夫です。空腹が長引くと、夕食後の血糖値が急上昇してしまうからです。ただし、おやつといってもシュークリームやパンケーキのような糖質が多いものはNGです。グラノーラや焼きいものような食物繊維が多いものを選んでください。夕食の2時間前であれば、ポテトチップスもOK。夕食後の血糖値上昇を抑制してくれることがわかっています。摂取量の目安はどれも200kcal以内です。ポテトチップスがいいからといって1袋すべて食べるとカロリーオーバーになるので注意してください。コンビニのおにぎり1個は約180kcal。玄米やもち麦入りのおにぎりを間食にするのもおすすめです。むくみ予防に役立つカリウムが豊富なバナナもいいですね。

食物繊維おやつがオススメ

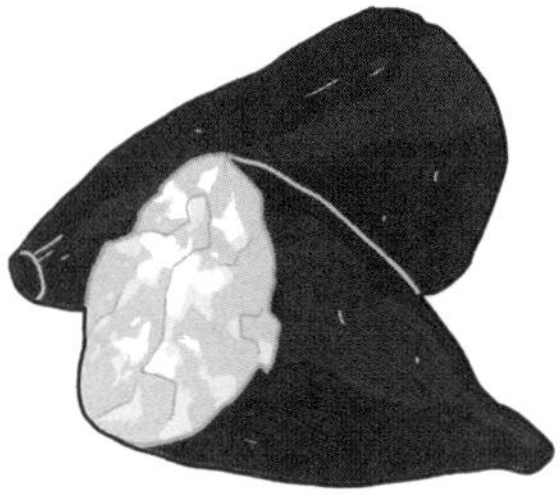
焼きいも

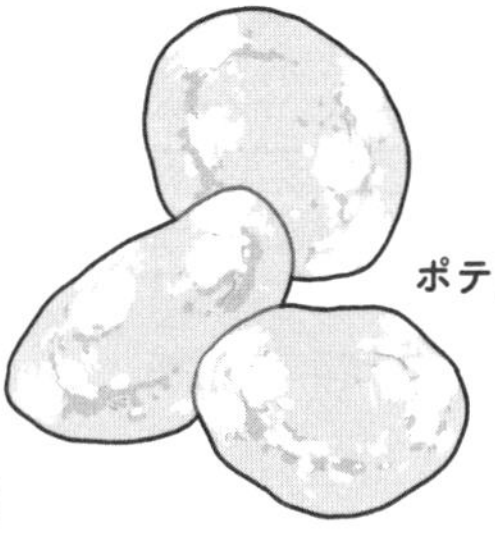
ポテトチップス

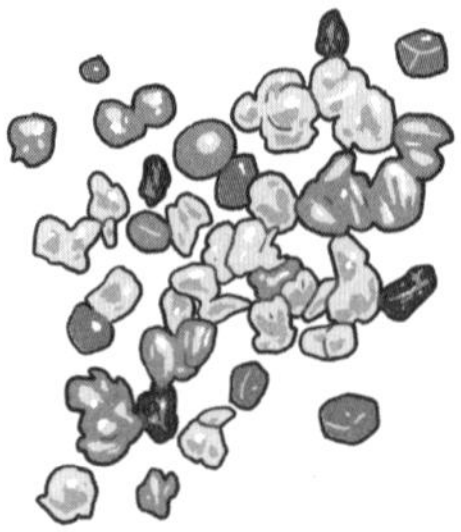
フルーツグラノーラ

Q どうしても休日は二度寝してしまいます

A まず一度、目を覚ますことが大切です

平日と同じ時間に一度目が覚めるのであれば、さほど問題はありません。ただ、だらだらと寝続けてしまうのは体内時計が乱れるので、目が覚めたら起き上がって太陽の光を浴びましょう。強い眠気があるときは、昼寝をして解消してください。いちばん問題なのは、いつもの起床時間よりも遅く起き、さらに二度寝をすることです。睡眠時間は十分にとれたように感じますが、だるさが残るでしょう。しかも、夜になっても眠れなくなり、生活リズムがガタガタにくずれていきます。夜、眠りやすい環境をつくるのも目覚めをよくすることにつながります。

Q 運動はしなくてもいいの？

A 駅まで早歩きをする、ドローイングをするなど適度に体を動かしましょう

健康を維持するためには適度な運動が欠かせません。といってもジムに通ってトレーニングをする必要はありません。日常生活のなかでできる手軽な運動をとり入れてください。エスカレーターではなく階段を使う、大股で早歩きをする、歯を磨きながらかかとの上げ下げをするといった「ながら運動」でいいのです。腹式呼吸をしながらおなかをへこませる「ドローイング」は、姿勢がよくなり、ウエストまわりも引き締まっておすすめです。トイレに行ったらスクワットを5回するなど、ルーティンに合わせて運動をとり入れると習慣化しやすくなります。

Q 食べすぎたり、忙しくて食事時間がバラバラになったり…。やっぱり続けるのが難しい

A 「食べても大丈夫！」と肯定し、翌日に調整をすれば問題なし

このダイエットは、毎日少しずつ体内時計をリセットして生活リズムを整えていくものです。継続することで習慣化するので、週に1回、月に2～3回くらい食べすぎても元に戻せるので安心してください。「なんでできないんだろう」と自分を責める必要はなく、明日からまたリズムを整えていけばいいのです。朝、太陽の光を浴びる、炭水化物とたんぱく質の朝食を食べることを意識していれば大丈夫です。習慣化できれば苦にはならないでしょう。飲み会や旅行を楽しむことも、心の栄養になり必要なことです。ただし、飲み会のシメのラーメンや過度の暴飲暴食は避けるよう心がけるといいですね。

Q 摂取カロリーは気にしなくても大丈夫？

A 自分に必要なエネルギーを知っておくことは大切です

今回、エネルギー制限は設けていません。自分のおなかのふくれぐあいは自分で判断できるもの。食べすぎているのか、足りないのか、自分の体に目を向けてください。朝しっかり、夜軽くの比率を守って3食とれば、自然と食べすぎは防げます。とはいえ、自分に必要な摂取エネルギーは気になりますよね？　厚生労働省の「日本人の食事摂取基準（2020年版）」をもとに計算することができるので、チェックしてみてください。計算がめんどうという人は、ダイエットアプリを活用するのもいいでしょう。

part 3

いつ、何を
食べるかがカギ

空腹リセット
ダイエット実践編

血糖値と
代謝の
コントロールで
太りにくく

朝食は
主食＋たんぱく質

昼食は
食物繊維をたっぷり

夕食は
高たんぱく・低糖質

体内時計のリズムに合わせて食事をとることで
太りにくい体に。

実践

空腹リセットダイエット

体内時計のリズムに合わせて食事をとることで太りにくい体に

世の中にあふれているさまざまな健康、美容法に共通しているのは「規則正しい生活」ではないでしょうか。子どものころから耳にタコができるくらい言われてきた「規則正しい生活」。「できるなら苦労しないよ」という声が聞こえてきそうです。

現に私も学生時代は深夜までパソコンに向かい、就寝、起床時間はバラバラ。食事も指導される側といっていいほどめちゃくちゃなときも。不規則な生活から体重が増え、不調をかかえていました。

そんなときに出合ったのが「**時間栄養学**」です。「いつ、何を食べるか」で病気を予防、やせやすくなる、筋肉が増えるなど、体内時計と食の関係を解明していく学問です。そのエビデンスをもとに「空腹リセットダイエット」が生まれました。

重要になってくるのが体内時計であり、規則正しい生活です。自分のなかの時計が正確でなければ、「いつ、何を食べるか」の「いつ」が合わなくなるからです。

「朝食を食べて体内時計をリセットする」ことがファーストステップ。体中にある末梢時計のスイッチを入れ、代謝モードにしていきます。主食を抜くことなくしっかり食べることがポイントです。ダイエットでは控えたい**糖質、脂質も朝なら、体を動かすエネルギーとなり、スムーズに吸収されるため、しっかり食べても脂肪になりにくい**のでご心配なく。夜は脂肪をため込みやすいので、控えるのが鉄則です。

血糖値のコントロールもポイント。同じ食事でも食べる時間によって血糖値の上がり方が異なり、夜のほうが高くなります。ただ、朝食を食べることで昼食と夕食後の血糖値上昇を抑えることができます。このように最初にとった食事が、次の食事の血糖値に影響を及ぼすことを**「セカンドミール効果」**といいます。例えば、朝食にたんぱく質を多くとれば、昼食の血糖値上昇を抑え眠け防止に。昼食と夕食の間食として、いも類やグラノーラといった適度に糖質と食物繊維が含まれた食材をとり、夕食自体の量を抑えると、夕食後に効果を発揮し睡眠の質を高めます。ですから朝食はたんぱく質を、夕食の前には間食を適宜とり入れたいものです。

「いつ、何を食べるか」を意識しながら一日3食を規則正しく食べてください。わかりやすいよう「朝食、昼食、夕食」としていますが、自分のなかの時計に目を向け、その時計に合った「朝」からはじめましょう。

空腹リセット
ダイエット
実践ポイント
1

一日の食事は10〜12時間以内に

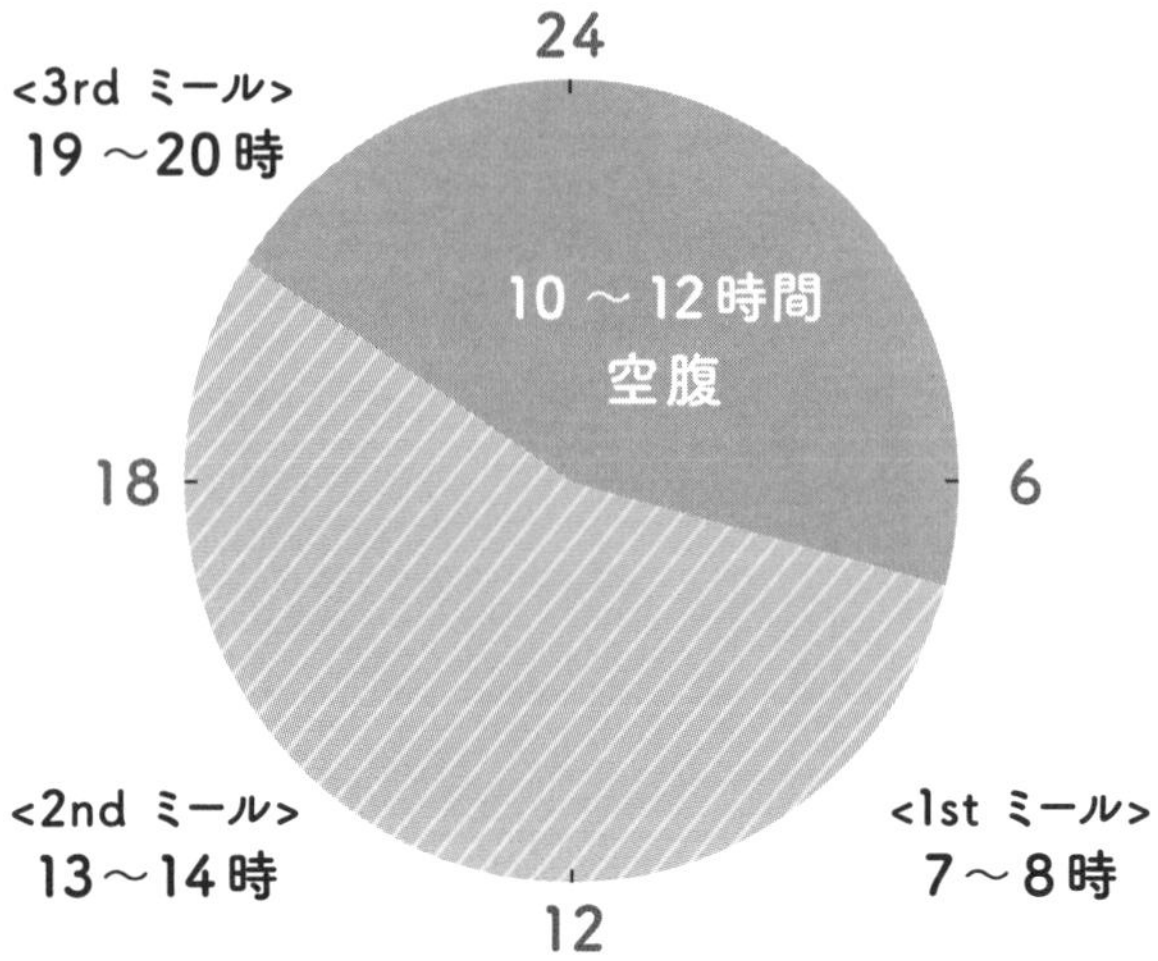

夕食の時間帯は血糖値が上がりやすく、時間が遅くなるほど高くなります。また、夜は日中ほど体を動かさないのでエネルギーを消費できないまま、脂肪になりやすいのです。しかも**脂肪をため込みやすい※時計遺伝子が22時から深夜2時ごろまで活発になる**ので、できるだけ夕食を早くすませることがカギになります。

朝までに長い空腹時間をつくることを考えると、一日の最初の食事から夕食までを10〜12時間以内におさめるのがベスト。10時間以内にすると、肥満や高血圧が改善されたという調査報告があります。

食事から睡眠までは2〜3時間あけたいところです。食後すぐの就寝は太るもとですよ。

※体内時計を動かす司令塔ともなる遺伝子のこと。

空腹リセットダイエット実践ポイント

2

朝しっかり、夜は軽め

夕食（3nd ミール）　昼食（2nd ミール）　朝食（1st ミール）

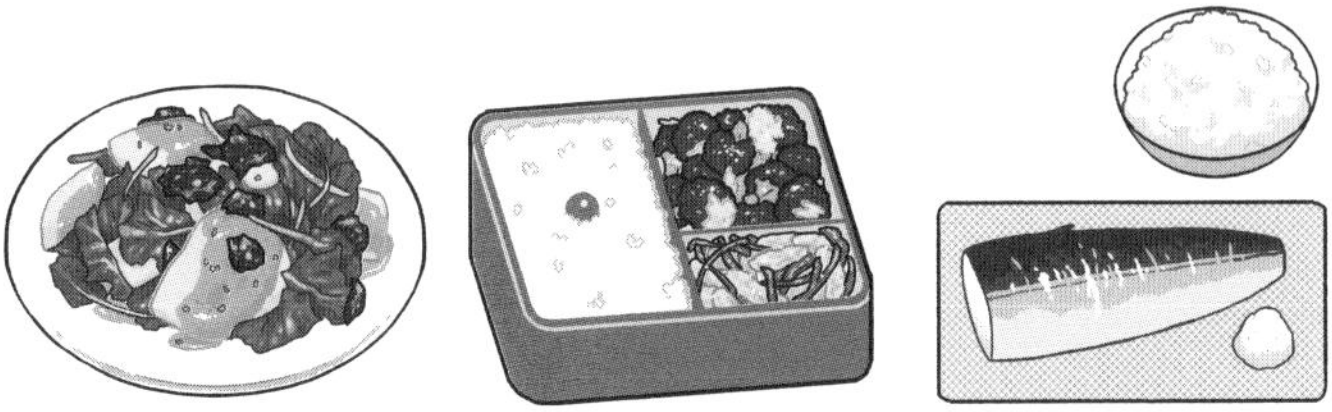

3 ： 3 ： 4（3）

一日の総食事量を減らさなくても大丈夫！忙しい朝は簡単につまめる軽い食事になりがちですが、活動するためのエネルギーを必要としているのでしっかりと食べましょう。これまで夕食で食べていた分量と入れかえるくらいがちょうどいいのです。**朝**はごはんやパンなど主食となる**炭水化物と魚を積極的に食べる**と、体内時計のリセットがしやすくなります。

外食やデリバリーに頼りがちな昼食は、野菜不足にならないように気をつければ、好きなものを食べてOK。

低糖質の食材や献立は、血糖値が上がりやすい夕食向き。朝から抜くとエネルギー不足になりドカ食いのもとです。

空腹リセット
ダイエット
実践ポイント
3

ふかんで見てバランスよく

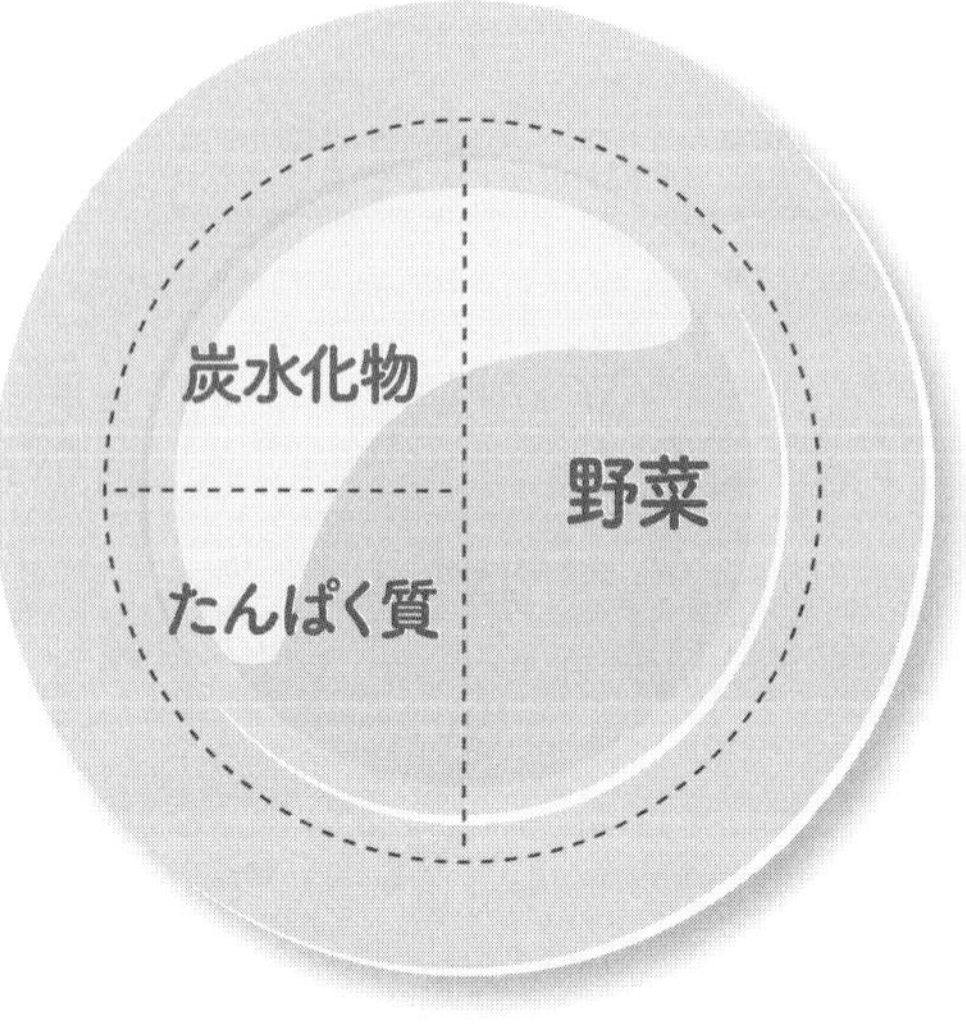

食べる量を減らさなくてもいいといっても、好きなものを好きなだけというわけではありません。栄養の偏りがないよう、**炭水化物（糖質）、脂質、たんぱく質の3大栄養素をバランスよく**とることを意識してください。

ワンプレートにしたときの炭水化物（ごはんやパン）、たんぱく質（肉、魚、豆類）、野菜の割合を見ると偏りなくとれているかがわかります。黄金比率は**炭水化物1：たんぱく質1：野菜2**です。実際、ワンプレートにしなくても頭のなかでイメージしてみてください。

手ばかりの方法もあります。炭水化物とたんぱく質ならこぶし1個分、生野菜は両手いっぱいが目安です。

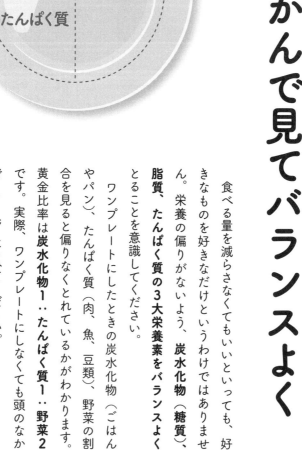

空腹リセットダイエット実践ポイント

4 おかずファーストの「三角食べ」

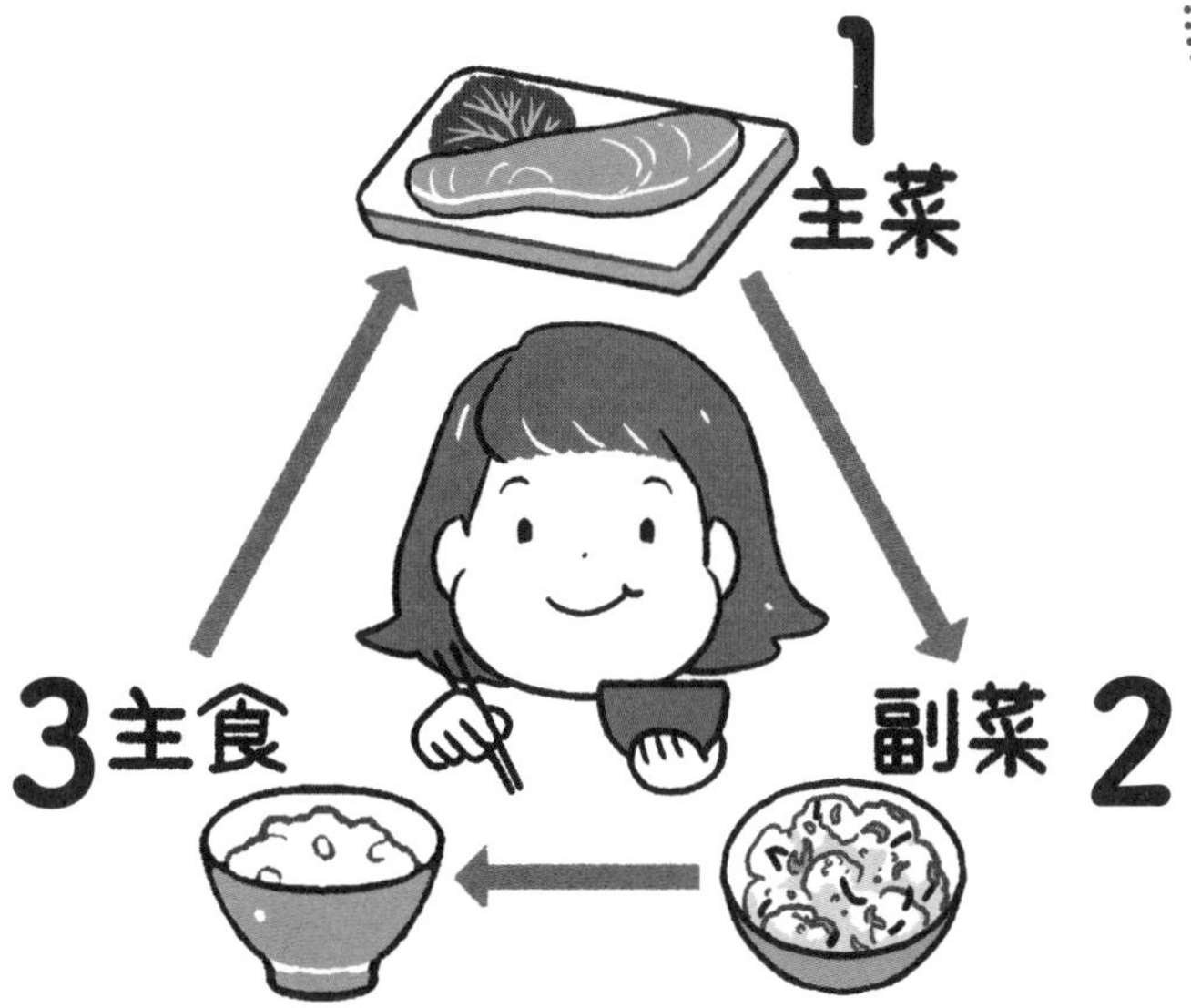

野菜（副菜）→肉・魚（主菜）→ごはん（主食）の順で食べる「食べ順ダイエット」にトライしたことがある人もいるのでは？ たしかに食物繊維の多い**野菜から食べると、血糖値の上昇を抑えられる**ことがわかっています。

ところが、最近の研究で、野菜が先か、肉や魚が先かと食べる順番に固執しなくても大丈夫ということがわかっています。「**おかずファースト**」と覚えておきましょう。

一方で、短い食事時間では、主食、副菜、主菜を交互に少しずつ食べる「三角食べ」と「おかずファースト」の差はあまりないのです。早食いは血糖値が上がりやすく、肥満につながるので、よくかみゆっくりと食べましょう。

朝食
〈1st ミール〉

目覚ましがわりの朝食はしっかりと

朝食（1st ミール）は一日の活力となる大事なエネルギー源です。そして、体内時計をリセットする大事な役割もあります。

長い絶食をへて空腹となった体に食べ物が入ることで、**内臓や血管の末梢時計が「朝だ！」と認識**し、時計の針をそろえます。そこからが**新しい一日のスタート！**　太陽の光による刺激が体内時計をリセットすることはよく知られていますが、光の刺激を受けられない人もいます。そこで有効なのが食事による刺激なのです。窓のない部屋で暮らしている人、夜勤で昼夜逆転生活をしている人、シフトワーカーでも食事で体内時計をリセットできるのです。その人の生活スタイルに合った朝のはじまりです。応用として、海外旅行での時差ボケを防ぐこともできます。

朝食を抜き、体内時計がしっかりとリセットされないままになるとどうなるでしょうか。光刺激を受けたとしても食事の刺激がないと頭の回転が鈍く、ぼんやりしがちに。朝は代謝が上がる時間なのに、準備不足で思うようにエネルギーを燃やせず太りやすくなってしまいます。朝食をいつもとっている人に比べ、**朝食抜きの人は肥満リスクが高くなる**というデータもあります。

やせやすい体を目指すには、内臓をはじめ体がもつ機能のパフォーマンスを高められるように朝食でスイッチを入れることが大切です。

外界の24時間と体内時計は常にズレるので、毎日リセットしなければいけません。毎日同じ時間に行動することで全身にある体内時計がそれを学習し、そろそろ朝食の時間だなと予測してリズムを調整してくれるようになります。意識せずとも起きられるようになり、朝食を食べるのがあたりまえになることが理想です。

ここ数年で在宅ワークが増えました。プライベートと仕事の境界線があいまいになって、不規則な生活を送っている人も多いでしょう。毎日同じ時間にとる朝食が、生活にメリハリを与え規則正しい生活へと導いてくれます。ダイエットだけに限らず、**朝食をしっかりとることが、生活の質を上げる**要なのです。

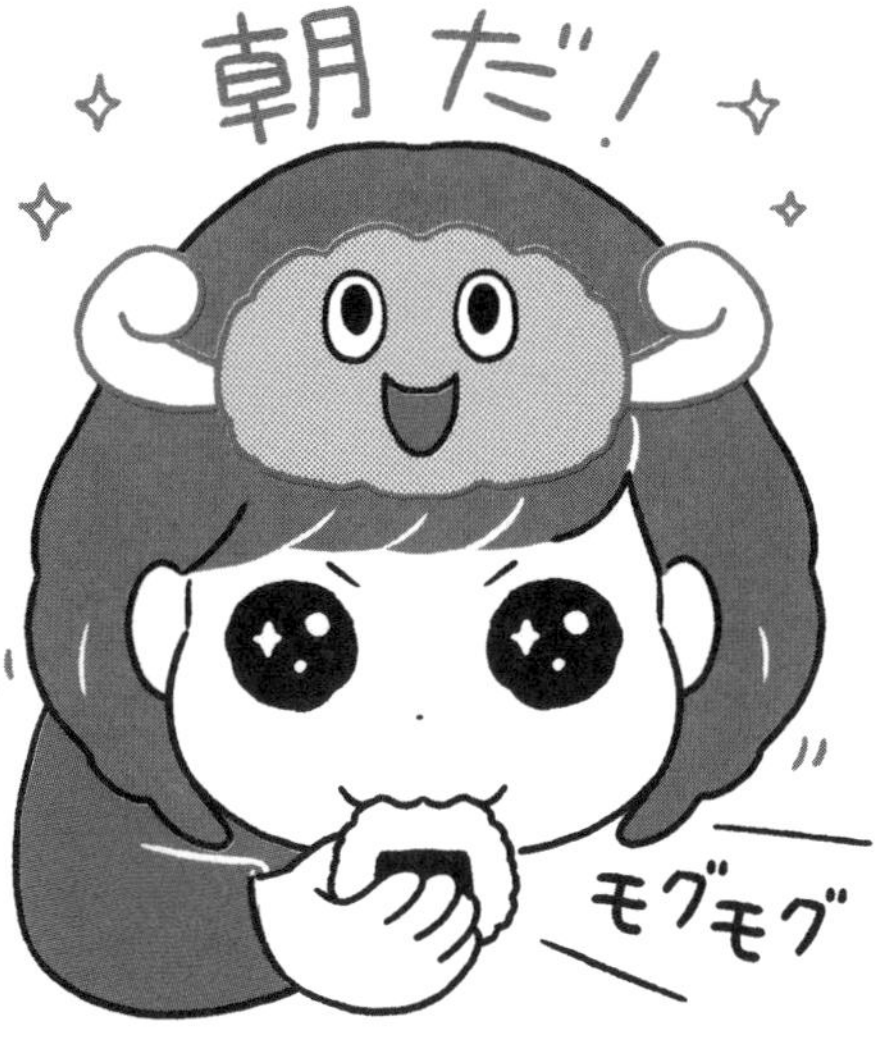

朝食

主食＋たんぱく質がベストマッチ

ダイエットといっても朝食はぜひ、しっかりと食べてください。日本人の傾向として「朝は軽く、夜はがっつり」になりがちですが、逆転させましょう。

マウスによる研究で**体内時計を動かすのに有効な組み合わせが主食（糖質）＋たんぱく質**であることがわかりました。糖質は炭水化物のことです。インスリンが出やすい食材には、体内時計を動かすパワーがあるのです。そこに血糖値上昇を抑える食物繊維が入れば最強です。つまり、**単品の食事ではなく、いくつか組み合わせる**ことで体内時計をスムーズにリセットできるのです。

今まで朝食抜きで過ごしてきた人が、しっかりと朝食を食べるのはハードルが高いかもしれません。それでもヨーグルトだけ、果物だけ、ドリンクだけと単品にならないようにしましょう。朝食をとる目的のひとつは体内時計のリセットです。「主食＋たんぱく質」は、難しいことではありません。ごはん（主食）に納豆（たんぱく質＆食物繊維）でも、しっかりとした朝食です。パン（主食）にハムエッグ（たんぱく質）、

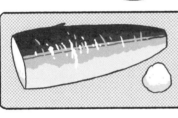

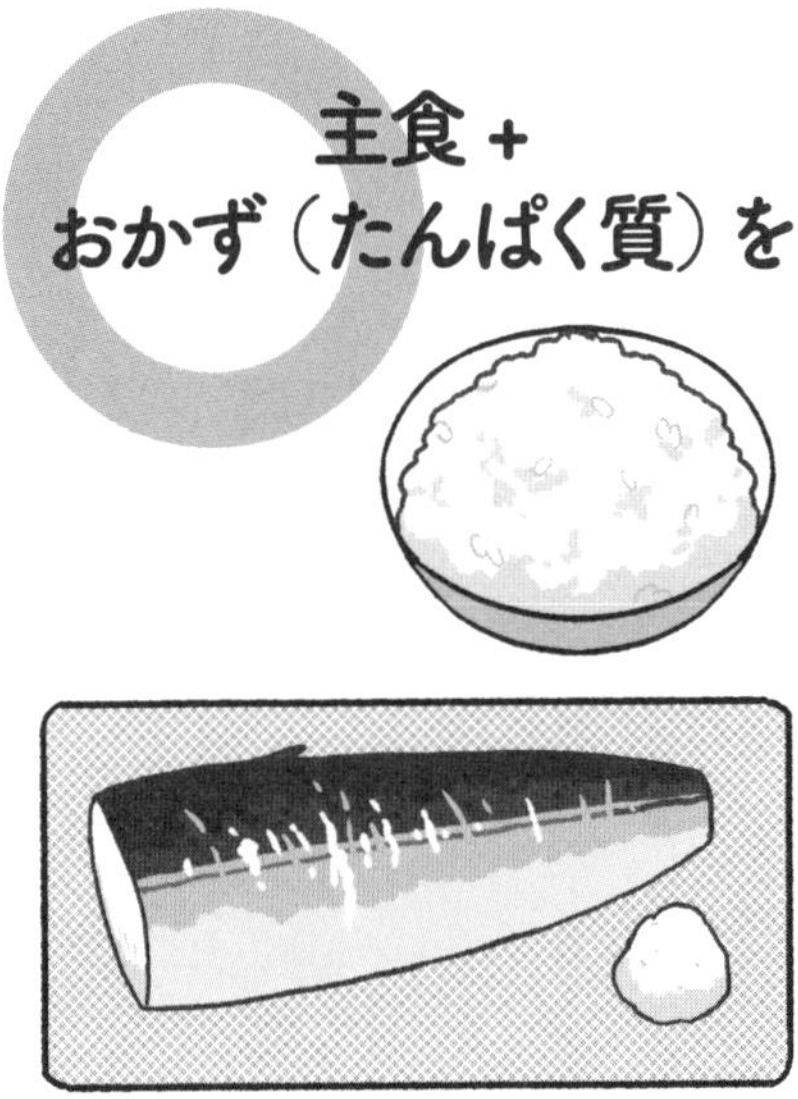

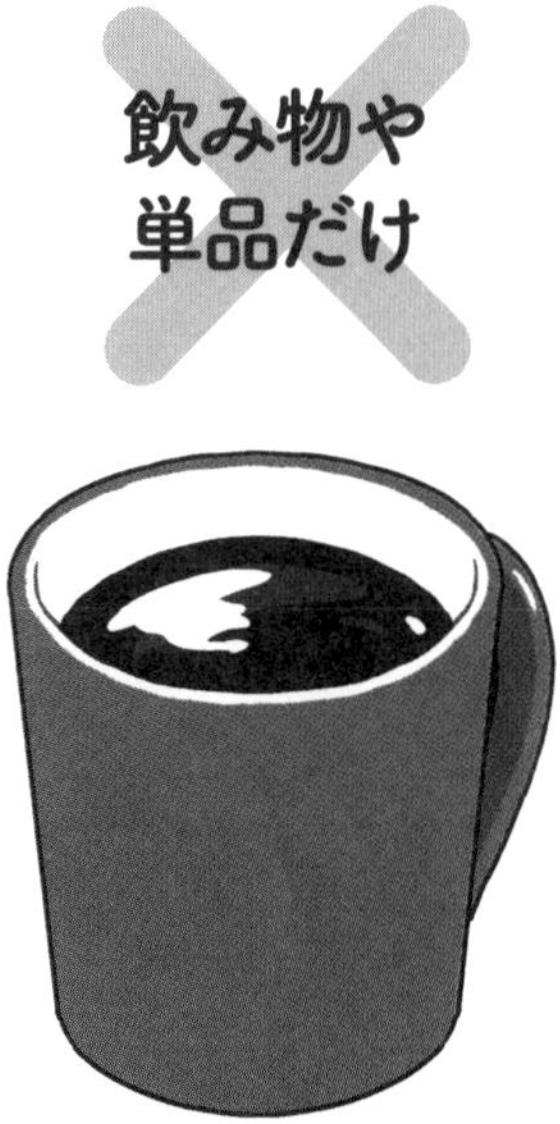

カット野菜（食物繊維）でもＯＫ。シリアルにヨーグルト、ツナサラダと火を使わなくても立派な体内時計リセット朝食になります。インスタントのみそ汁やスープをプラスしても。コンビニのおにぎりやサンドイッチ、サラダチキン、ゆで卵でもバッチリです。食べる習慣がない人は、朝食を食べることからスタートしましょう。

代謝のいい時間帯なので、脂質や糖質の量を気にしすぎず**満足感を得られる食事量**を心がけましょう。ごはん派なら玄米や雑穀米にせず白米でもかまいません。パンも全粒粉やライ麦パンにこだわらず、好きなものを選んでください。

一日の総食事量は変えたくないので、夕食の主食やおかずを朝食にまわすのも手。朝は作るのがめんどうという人でも、これならしっかりと食べることができます。

朝食

魚の油が活動的な体に導く

朝のたんぱく源としておすすめしたいのが、魚です。

血糖値を抑えるホルモン、インスリンを出しやすい食材が、体内時計のリセットには効果的です。魚にはDHA（ドコサヘキサエン酸）、EPA（エイコサペンタエン酸）といった脂質が含まれていて、この**魚の油がインスリンの分泌を促します**。特にまぐろの油はインスリンの産出量が多く（左図）、即効性のあるリセット効果が期待できます。

魚の油は、内臓脂肪を減らす効果も期待できるので、ダイエットメニューとしてもぴったりです。DHAとEPAは、体内で合成できない不飽和脂肪酸のひとつで、まぐろやいわし、さばなどの青魚に多く含まれています。コレステロール値を下げ、生活習慣病の予防にも役立ちます。

朝から手の込んだ魚料理は難しい……とあきらめないでください。ツナ缶、さば缶、いわし缶など缶詰が充実しています。鮭フレークや冷凍食品でもかまいません。スー

魚油によるマウスのインスリン産出量

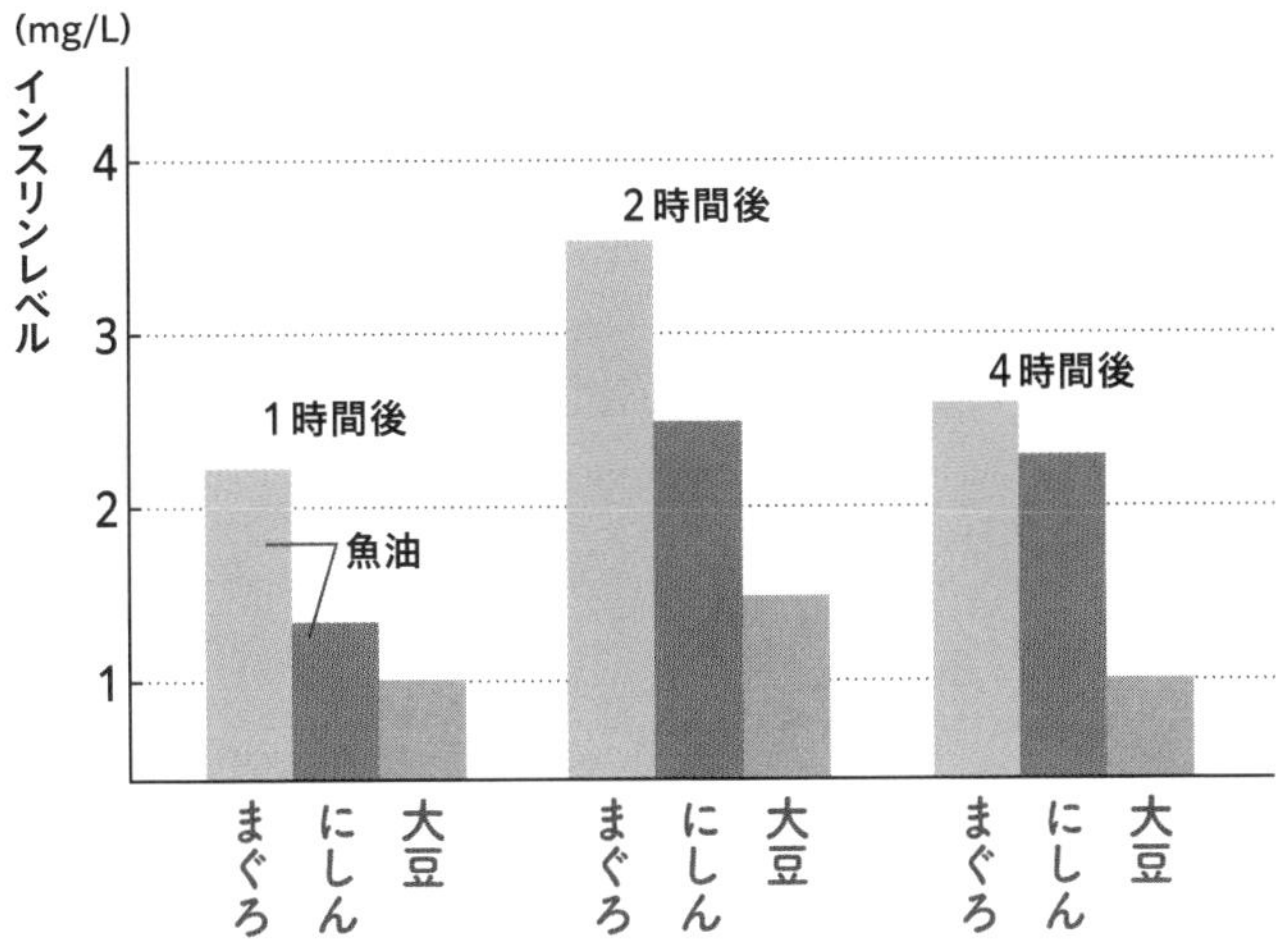

出典： Furutani A, Ikeda Y, Itokawa M, Nagahama H, Ohtsu T, Furutani N, Kamagata M, Yang ZH, Hirasawa A, Tahara Y, Shibata S. PLoS One, 10 (7):e0132472, 2015.改変

パーやコンビニで手に入る調理ずみの魚パックをストックしておくと便利です。私は、週末に鮭を焼いて冷凍しておきます。朝、電子レンジでチンするだけなのでラク。魚焼きグリルを使わず、レンジで焼けるグッズを活用してもいいのでは。

コンビニで購入するときも「主食＋魚」を意識し、ツナや鮭のおにぎり、ツナサンドを選ぶといいでしょう。

魚ではありませんが脂質でいえば、**エゴマ油、アマニ油などのオメガ3脂肪酸にもリセット効果が期待できます。**加熱調理には向かないので、サラダや納豆、みそ汁にプラスしてとり入れてください。

ごはん＋魚は、朝食の定番。意識せずに食べていたものが、体内時計を整えるベストコンビだったのです。

朝食

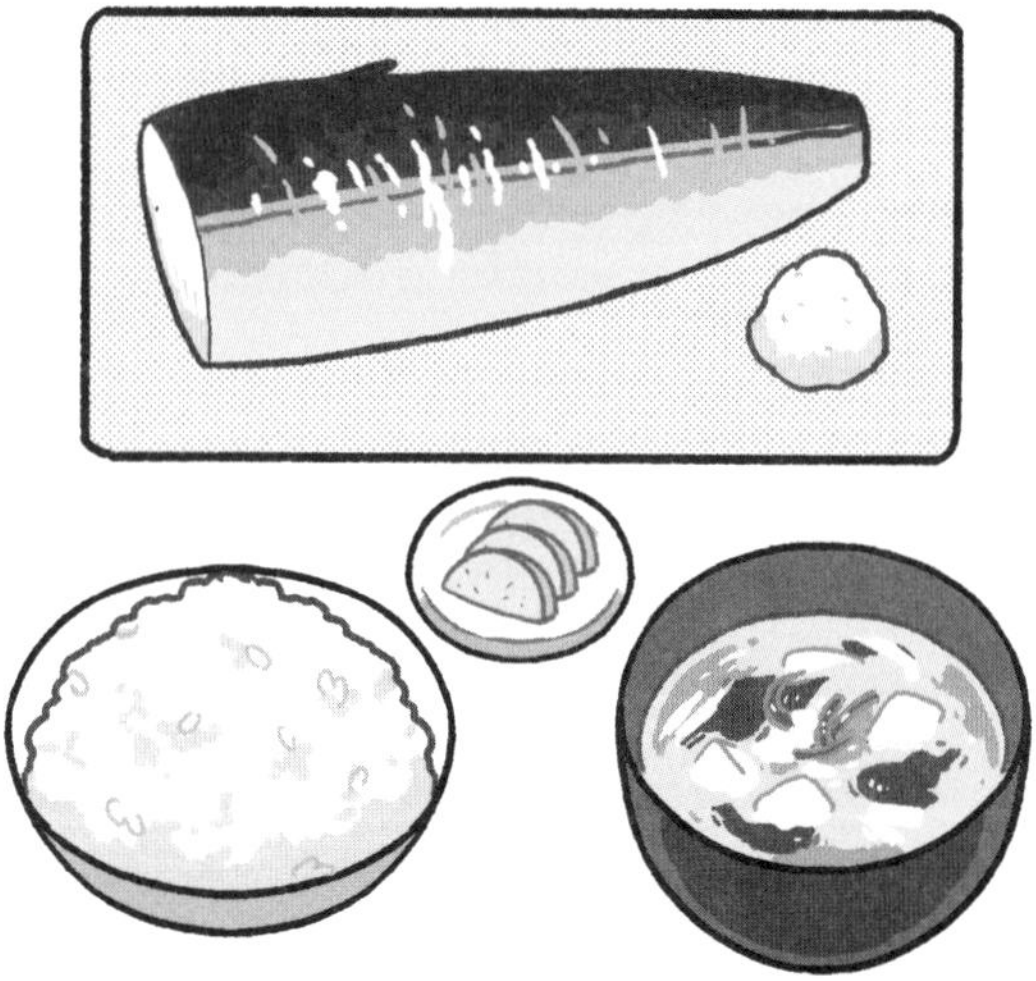

定番の「和定食」が理想的

体内時計を効率よく動かす栄養素をあげていくと、日本の伝統的な朝食が浮かんできます。ごはん、焼き魚、みそ汁、納豆や卵焼き。ここまであげてきた「糖質＋たんぱく質＋食物繊維」がまんべんなくとれる構成になっています。

みそ汁に油揚げや豆腐を入れれば、たんぱく質が増えます。卵焼きをプラスするのもいいですね。

ビタミンKにも体内時計を動かす働きがあり、**納豆、わかめ、ほうれんそう、小松菜**などに含まれるので副菜として加えてみては。

もちろん和定食にこだわる必要はありません。パンや麺の日があってもいいですし、どんぶり物にしてもOK。必要な栄養素だけ忘れないでください。

鮭 DHAやEPAが豊富なだけでなく疲労回復にも効果的

朝におすすめの魚メニュー

良質なたんぱく質がとれ、体内時計を動かす魚油も豊富なので、朝定食の定番おかずというのも理にかなっています。皮にもDHA、EPAが含まれるので、できれば残さず食べてください。鮭の天然の色であるアスタキサンチンは、強い抗酸化作用があり、紫外線から肌を守り、眼精疲労や筋肉疲労の回復にも役立ちます。

鮭のみりん漬け

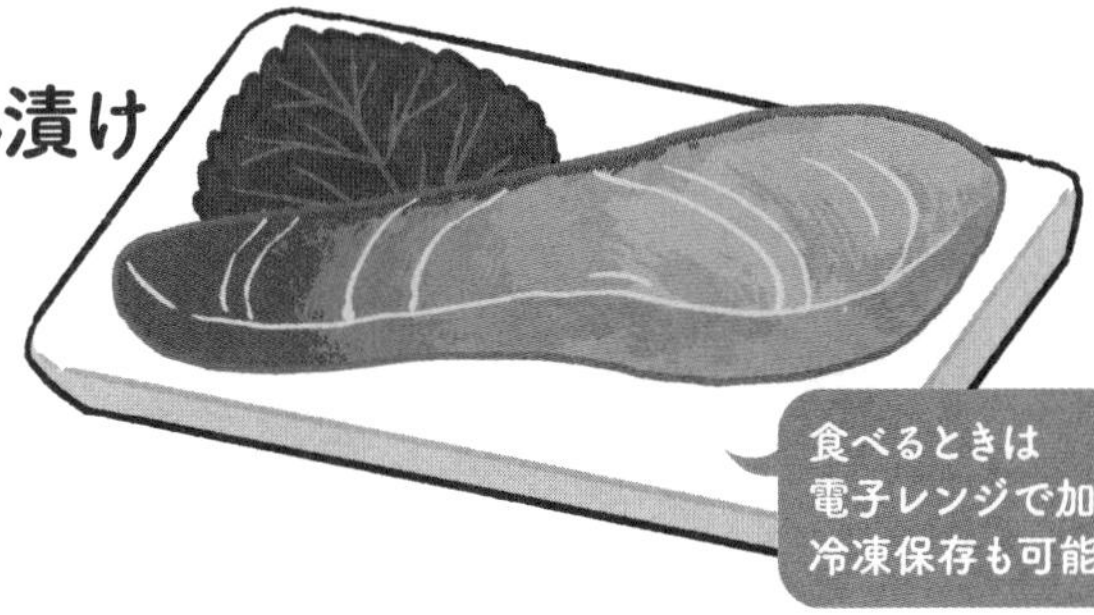

保存袋に生鮭、**しょうゆ**、**酒**、**みりん**を**同量**入れる。冷蔵室で一晩漬ける。

食べるときは電子レンジで加熱OK。冷凍保存も可能

レンジでちゃんちゃん焼き

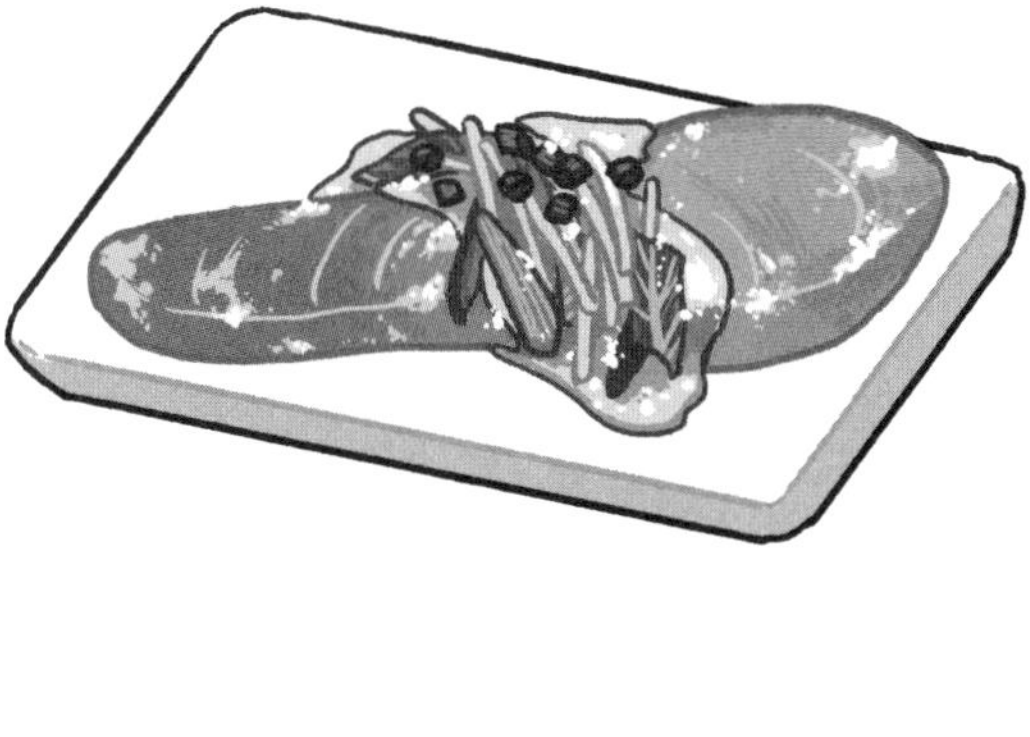

保存袋に**砂糖**、**みそ**、**酒**、**みりん**、お好みで**おろしにんにく**を入れて混ぜる。その中に生鮭を入れて一晩漬ける。**キャベツ**、**えのきたけ**を食べやすい大きさに切り、耐熱容器に広げて漬けておいた鮭と**バター**をのせる。ラップをして電子レンジ（600W）で6分加熱。

ツナ缶

体内時差ボケ解消No.1食材は缶詰で手軽にとり入れて

脂質のなかでも魚の油が体内時計を大きく動かし、即効性があるというデータがあります。なかでもまぐろに含まれる魚油が特に効果あり！　朝から刺し身や寿司でもいいのですが、手軽にとるにはツナ缶がおすすめです。カット野菜にのせてサラダにすれば立派な一品に。パンにチーズとツナをのせて焼くだけでもOK。ツナ以外では、さば水煮缶、いわしやさんまのかば焼き缶も魚の油がとれるので活用できます。

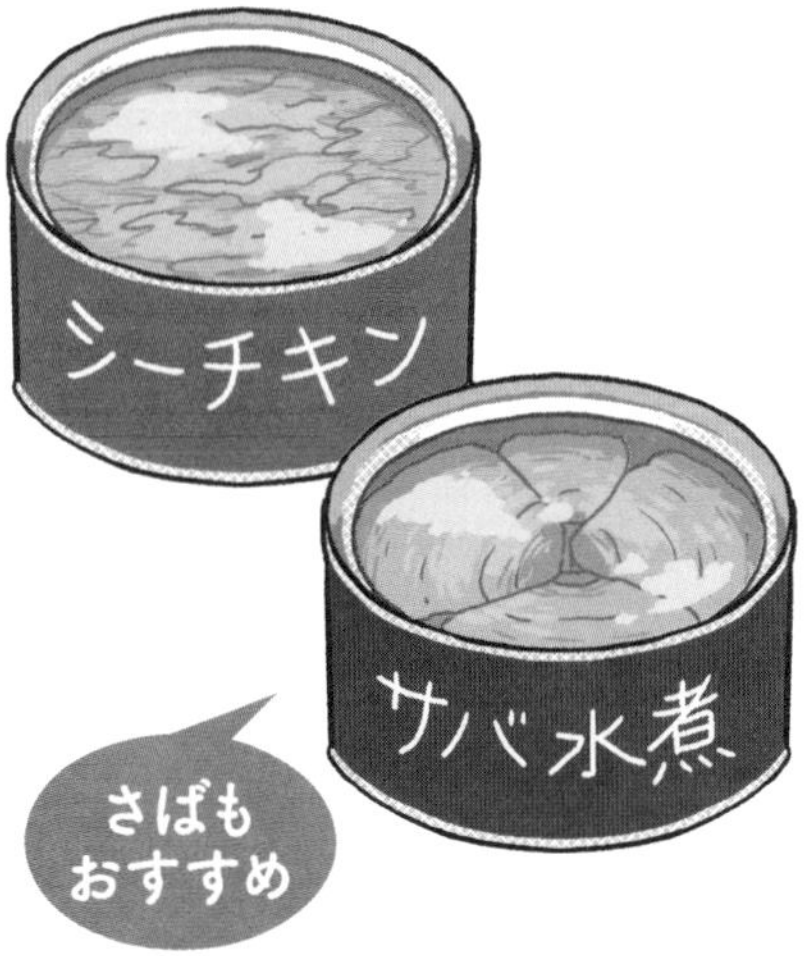

魚油のなかで体内時計を大きく動かすのはまぐろ

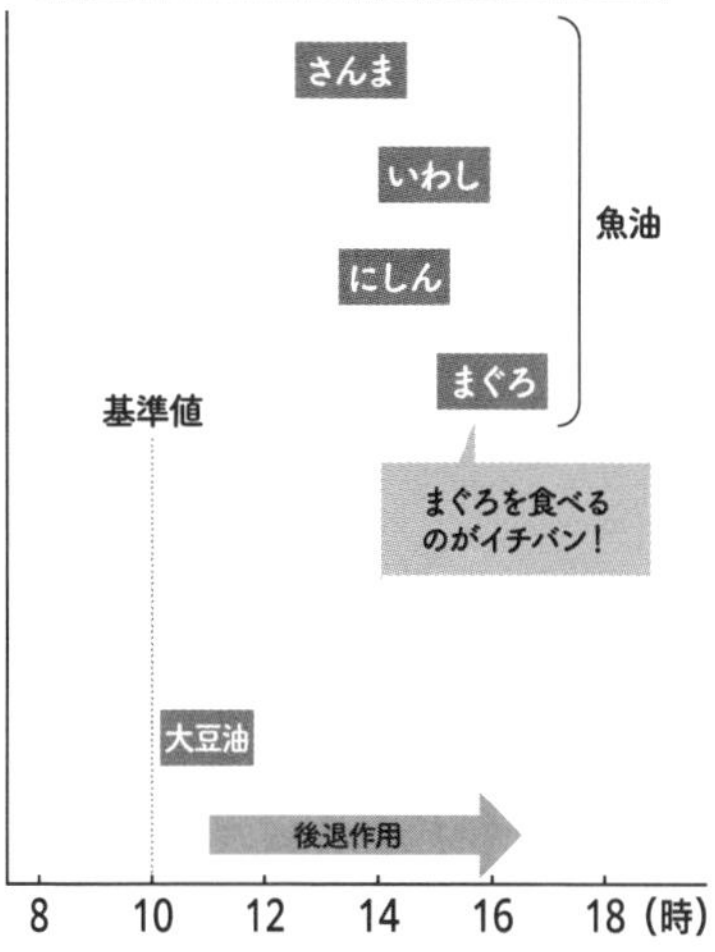

大豆油を含む餌では、7日間で約1時間後退。魚油は2日間で4～7時間もズレた。

出典： Furutani A, Ikeda Y, Itokawa M, Nagahama H, Ohtsu T, Furutani N, Kamagata M, Yang ZH, Hirasawa A, Tahara Y, Shibata S. PLoS One, 10 (7) :e0132472, 2015.改変

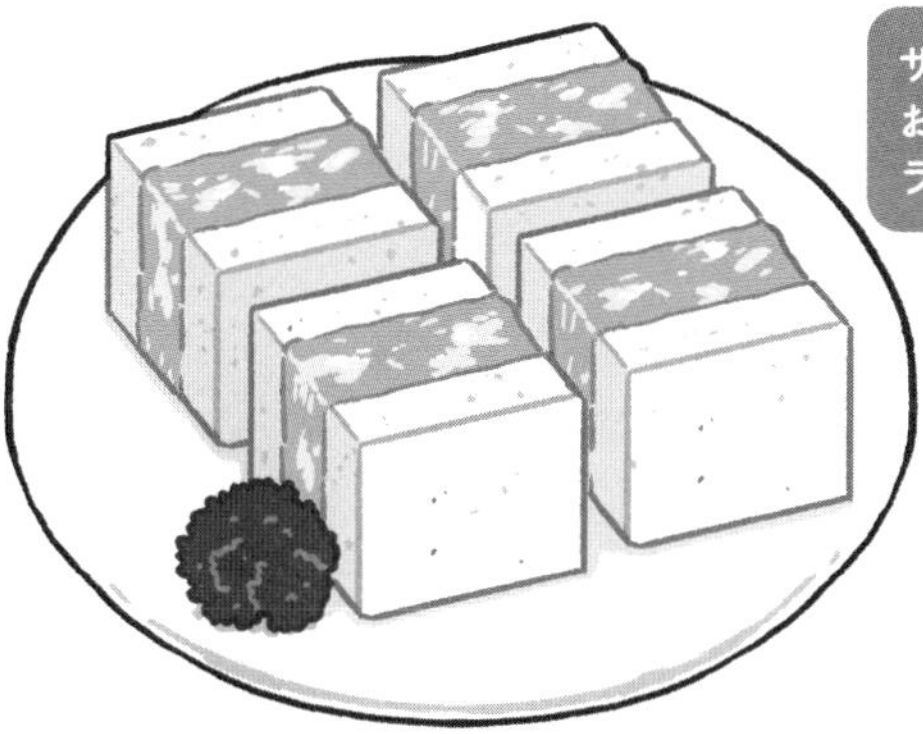

サンドイッチや
おにぎりの具として活用しても。
ラップに包んで冷凍しておくと便利

ツナの卵焼き

といた**卵**に**ツナ**を入れて卵焼きにする。

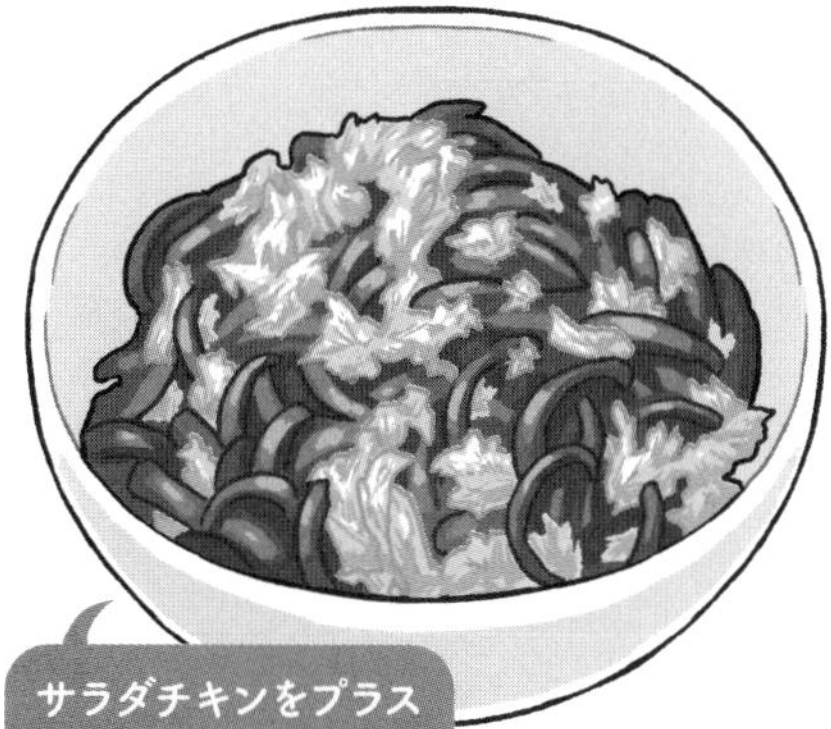

ツナ入り無限ピーマン

細切りにした**ピーマン**を電子レンジ（600W）で2分ほど加熱し、**ツナ**と混ぜ合わせる。**鶏がらスープの素**と**こしょう**で味をととのえる。

サラダチキンをプラスしてたんぱく質をさらに加えても

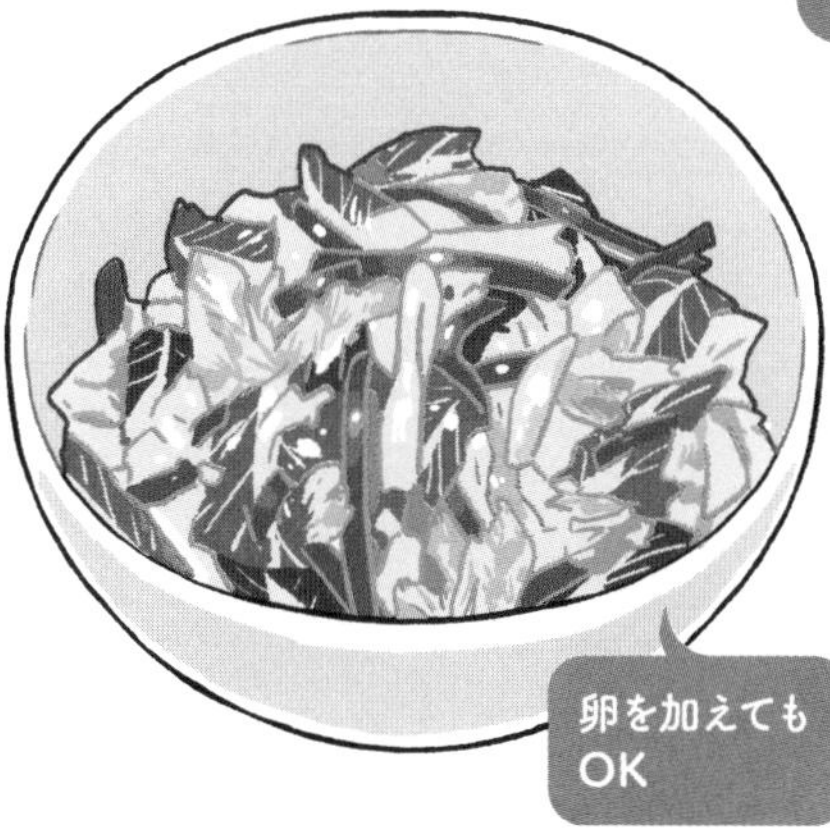

ツナ野菜炒め

キャベツや**にんじん**などお好みの野菜を食べやすい大きさに切り、フライパンで炒める。**ツナ**を加え**塩**、**こしょう**で味をととのえる。

卵を加えても
OK

ちくわだけじゃない使えるすり身加工品

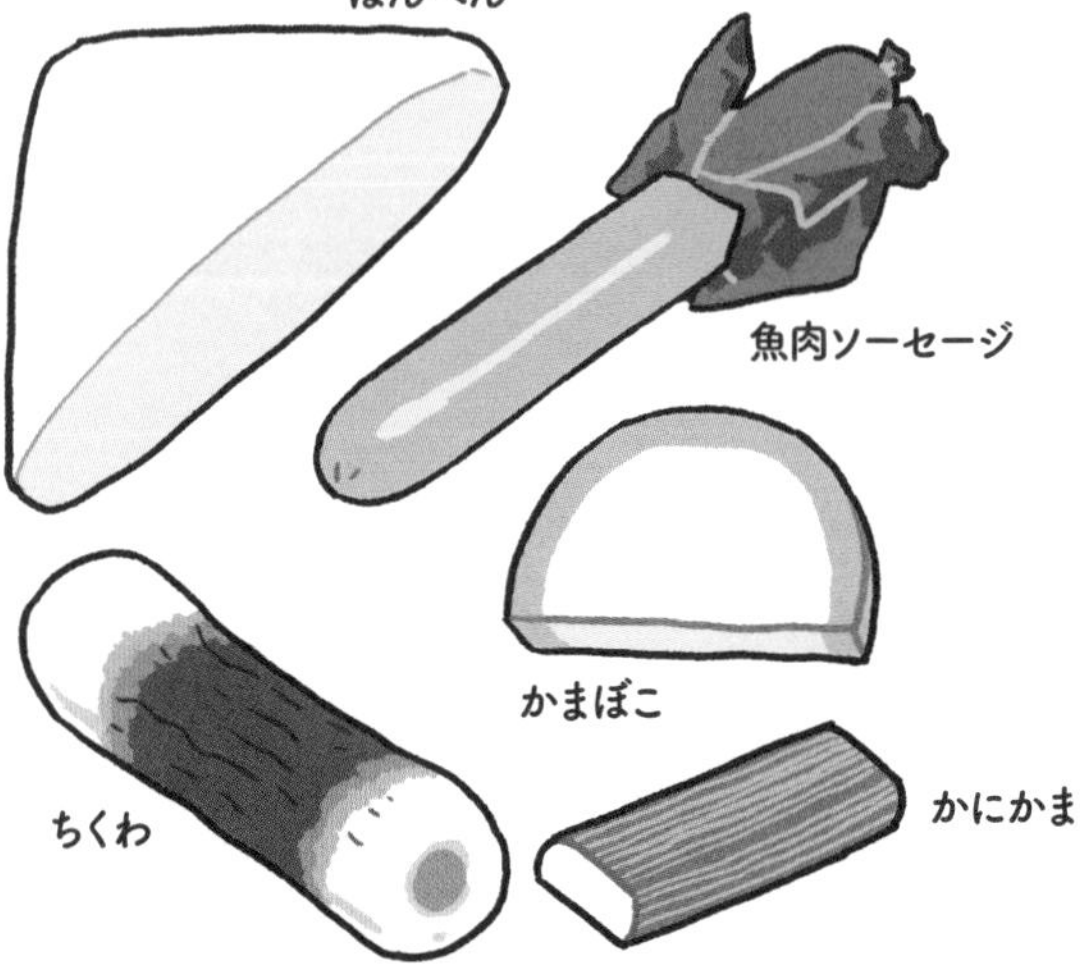
はんぺん
魚肉ソーセージ
かまぼこ
ちくわ
かにかま

ちくわ

魚が苦手、時間がない、節約したいならすり身が便利

魚が苦手という人には、すり身を使ったちくわやかまぼこ、かにかまなどの加工品がおすすめです。原材料の魚によって含有量は異なりますが、DHA、EPAもとれるので体内時計のリセットにぴったり。はんぺんにチーズをはさんで焼く、かまぼこの卵とじ、かにかまと豆腐のスープなどアレンジもしやすいのがいいところ。もちろん調理せずにそのまま食べられるので、手軽にたんぱく質をとることができます。

塩分が多いので調理をするときは、マヨネーズやしょうゆなどの調味料はなるべく控えると健康的です。

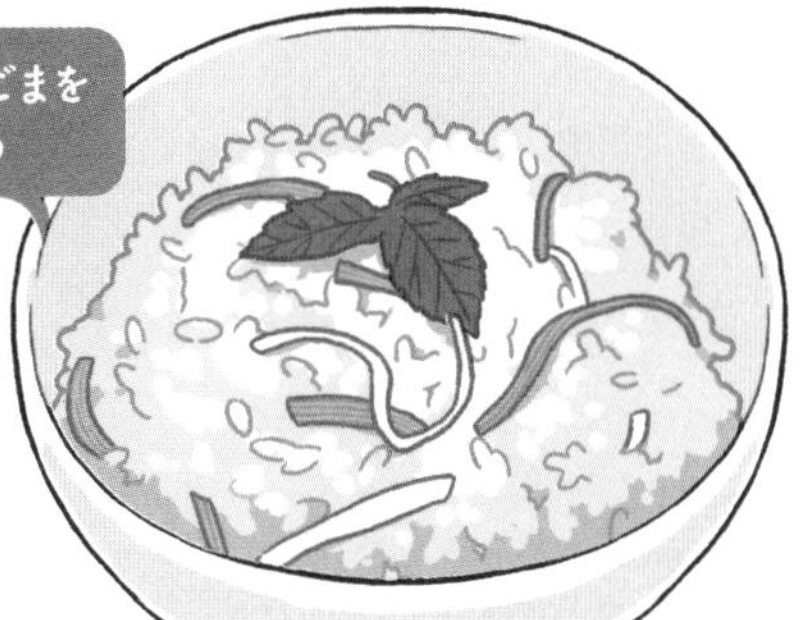
好みでごまをふっても

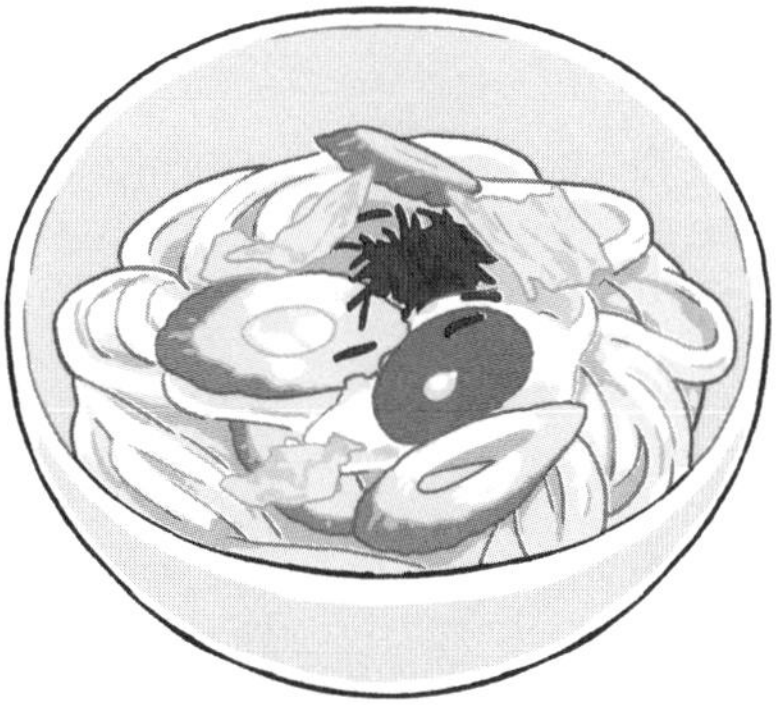

かにかまごはん

卵スープのもとを入れてごはんを炊き、ほぐした**かにかま**を混ぜる。

ちくわぶっかけうどん

冷凍うどんを電子レンジで解凍し、斜め切りにした**ちくわ**と**生卵**をのせる。**めんつゆ**と**ごま油**、**削り節**をかける。

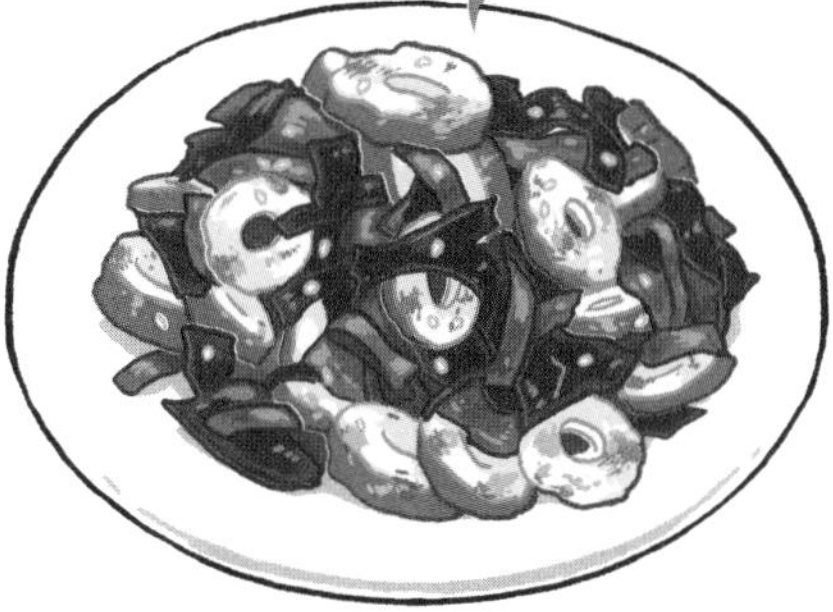
長ねぎやしょうがを入れても

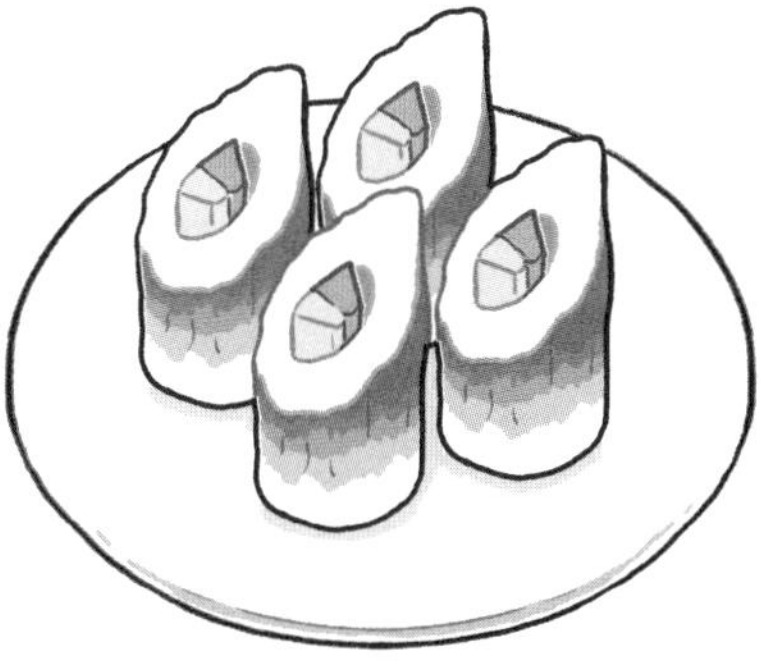

ちくわとわかめの炒め物

乾燥わかめを水でもどし、**ちくわ**は斜め切りにする。フライパンに油を熱し、**わかめ**と**ちくわ**を炒め、**鶏ガラスープのもと**で味をととのえる。

ちくチーきゅうり

ちくわの穴の大きさに合わせて**きゅうり**と好みの**チーズ**を切り、穴の中に入れる。

その他

卵や大豆、肉のたんぱく質も積極的にとる

炭水化物（糖質）との組み合わせで力を発揮するたんぱく質は、魚だけではありません。**鶏肉**や**ハム**、**卵**、**大豆製品**、**乳製品**からもしっかりとたんぱく質をとることができます。時間がない日でも、シリアルに牛乳を多めにかけるだけ、納豆ごはんに卵をプラスするだけで体内時計リセット食が成立するので、朝食抜きにならないようにしてください。

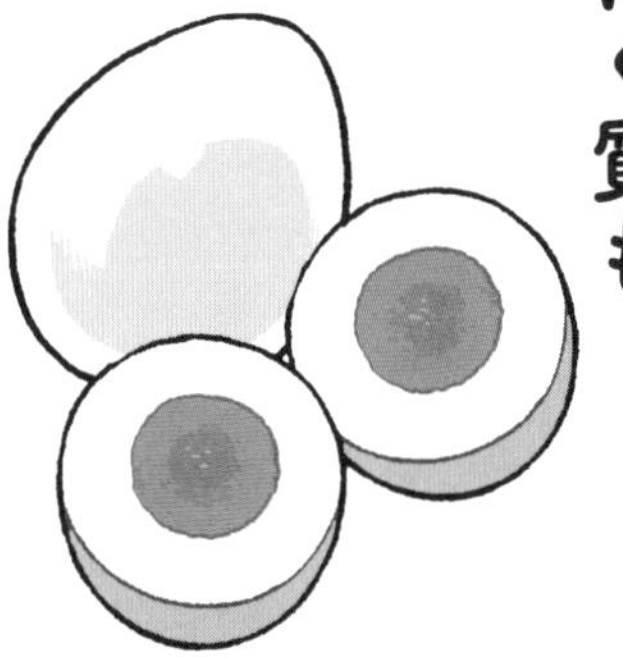

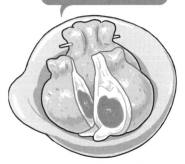

プロテイン餅巾着《もちきんちゃく》

袋状にした**油揚げ**の中に**プロセスチーズ**、**餅**、**卵**を割り入れ、つまようじで油揚げの端をとめる。耐熱容器に**しょうゆ**、**みりん**、**酒**、**砂糖**を入れて混ぜ、油揚げをのせて電子レンジ（600W）で4分加熱。

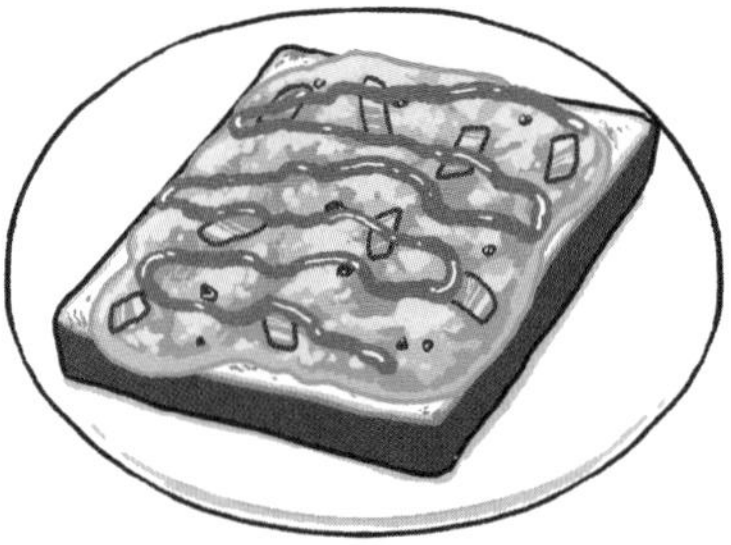

ベーコンチーズエッグ

といた**卵**に刻んだ**ベーコン**、**ピザ用チーズ**、**塩**、**こしょう**を加えて混ぜたら、フライパンで焼く。お好みの**パン**にのせていただく。

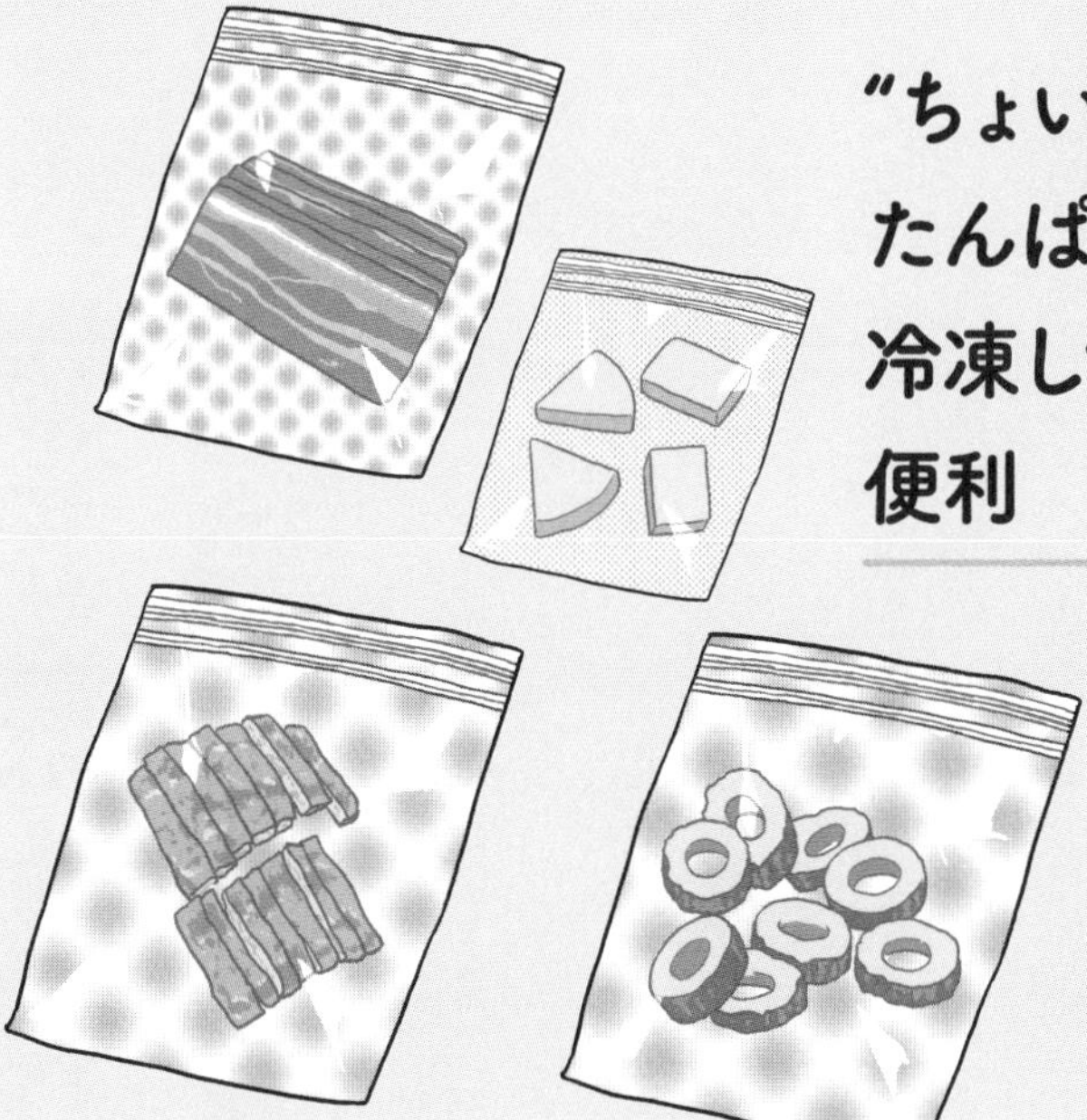

"ちょい足し"たんぱく質を冷凍しておくと便利

朝は忙しく、食事を作る時間を短くしたいものです。パンやごはんにちょっとのせるもの、スープやみそ汁の具になるものを冷凍保存しておくといいでしょう。

私は週末に鮭を焼いて一切れずつラップをしてストックしています。ほかにもピザ用チーズや、油揚げを刻んだもの、ちくわを輪切りにしたものを保存袋に入れておき、スープや炒め物の具材として利用しています。

たんぱく質ではありませんが、ひじきと切り干し大根を煮ておけば、副菜としてちょい足しするのにちょうどいいんです。

作りおきおかずまでしなくても、切るだけ、焼いただけの状態で十分です。無理せず、続けられるものからやってみましょう。

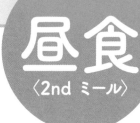

昼食
〈2nd ミール〉

満足感が得られる好きなものをバランスよく

朝食と夕食に比べ、昼食にこまかいルールはありません。しいて言うならば、忙しいからといって食べない、大幅に時間がズレることがないようにしてください。食べない選択は、夕食のドカ食いにつながり、血糖値の上昇が急激になるので危険です。また、食べるタイミングをのがして14時、15時と後ろ倒しになると夕食もそのままスライドして遅い時間に食べることになります。せっかく朝に整えた体内リズムの機能を生かすことができなくなります。職場で昼休憩の時間が決まっていない、在宅ワークで自由度が高い人は、あらかじめ仕事のスケジュールにランチタイムも組み込み、できるだけ毎日同じ時間に食べるようにしましょう。

食事内容については神経質になる必要はありません。食べたいもの、好きなものを選んで大丈夫です。**昼の時間帯は脂肪を蓄える時計遺伝子の活動量が減る**ので、から揚げやとんかつ、ハンバーガー、ピザなど脂質の多いメニューも食べすぎない範囲であれば問題ありません。ガマンばかりしているとストレスがたまるので、週に1回

単品ではなく定食やサラダセットに

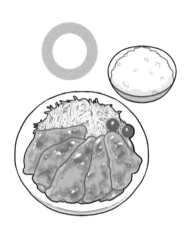

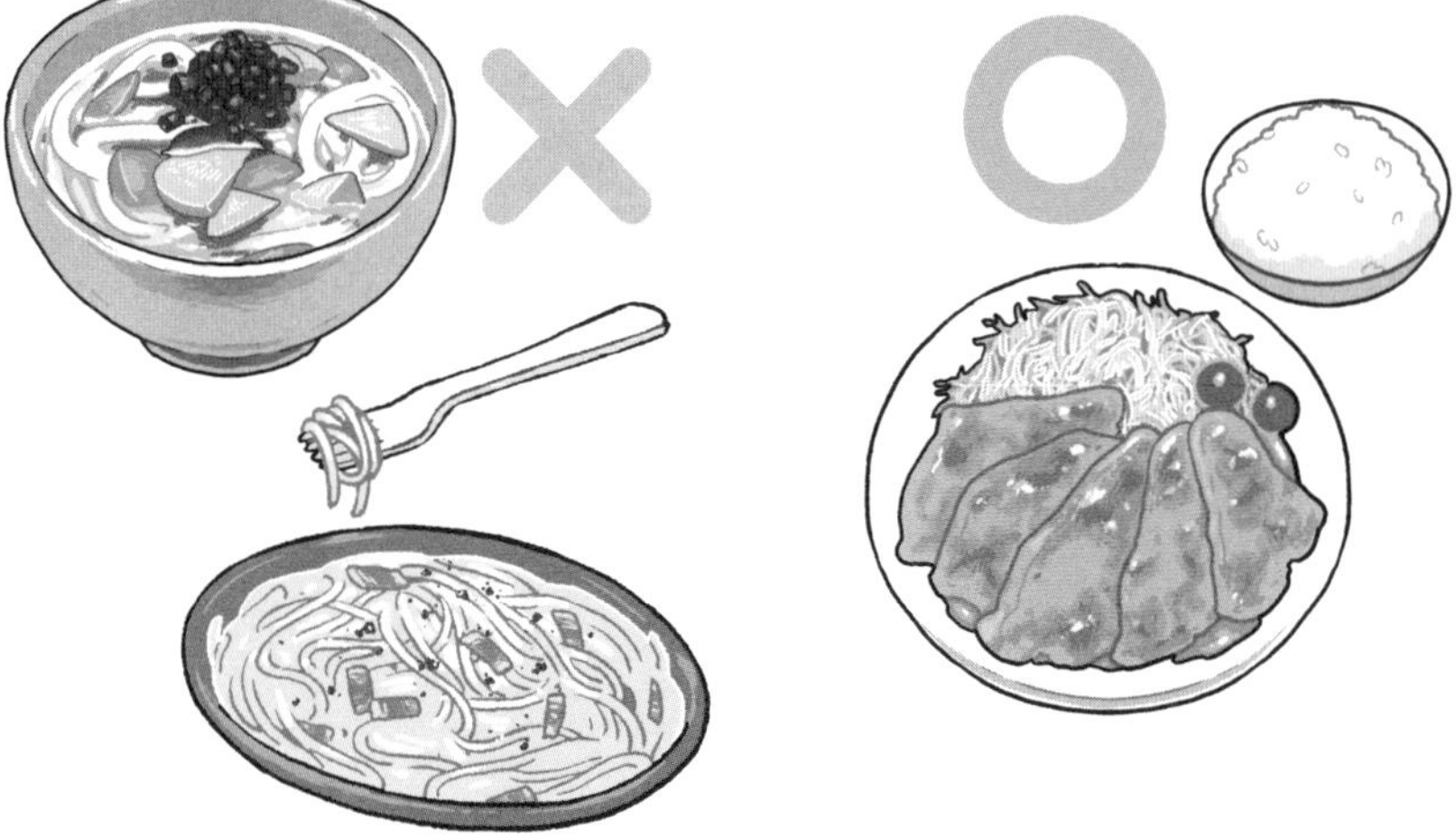

など自分でルールを決めて満腹感ではなく、満足感を味わってください。

昼食はコンビニや惣菜店でお弁当を買う人が多いですよね。幕の内弁当のようにおかずがいろいろと入っていればいいのですが、どんぶり物やパスタだけなど主食メインの単品にするのはやめましょう。サラダやごまあえといった副菜をプラスしてください。外食も、いくつか小鉢がつく**定食やサラダセットを選ぶ**といいですね。実践ポイント3「ふかんで見てバランスよく」（70ページ参照）でお伝えした主食、主菜、野菜の比率を参考にして、不足しているものはないか確認してみましょう。

昼もエネルギーが必要な時間帯なので、無理に主食を軽くしたり、抜く必要はありません。もの足りないとお菓子に手が伸びてしまいますよ。

昼食

不足しがちな食物繊維を意識的にとる

定食やセットメニューで野菜をプラスしてほしいとお話ししましたが、昼食は野菜不足が顕著になるので、「野菜！」と頭に入れてメニュー選びをしましょう。

健康づくりの指標「健康日本21（第二次）」のなかで、**一日の野菜摂取目標は350g以上**となっています。

小鉢に入ったおひたしなどの野菜は約70g。主菜で使う野菜、みそ汁の具などを考えれば、それほど多い量ではないように感じますが、350g摂取できている人は少ないのです。といっても小鉢2皿分くらいですから、**いつもの食事にプラスワン**を意識してとり入れれば十分摂取できる量です。

野菜は火を通すとカサが減り、一度にたくさんの量を食べることができます。電子レンジで蒸したり、具だくさんみそ汁・スープにしたりするのもおすすめです。一人暮らしの場合、数種類の野菜をそろえるのは大変なので、カットされたミックス野菜を使うのも手。洗わずそのまま食べられるので、手軽に野菜が摂取できます。

時間に余裕があるときに野菜をカットし、保存袋に入れて冷凍ストックしておくと食べたいときにさっと使えます。使いきれなくてダメにすることもありません。私は野菜の煮びたしなど野菜料理もよく作りおきしておきます。

野菜は食物繊維が豊富で、腸内環境を整えるサポート役。血糖値の上昇を抑えてくれるので、しっかりととりたいものです。また、**野菜に含まれるカリウムは、余分なナトリウム（食塩）を排出**してくれるはたらきがあるので、高血圧の予防にもなります。外食では塩分を多くとりがちなので、カリウムを含む野菜を選ぶといいですね。ほうれんそう、かぼちゃ、里いも、セロリ、にらなどに多く含まれています。

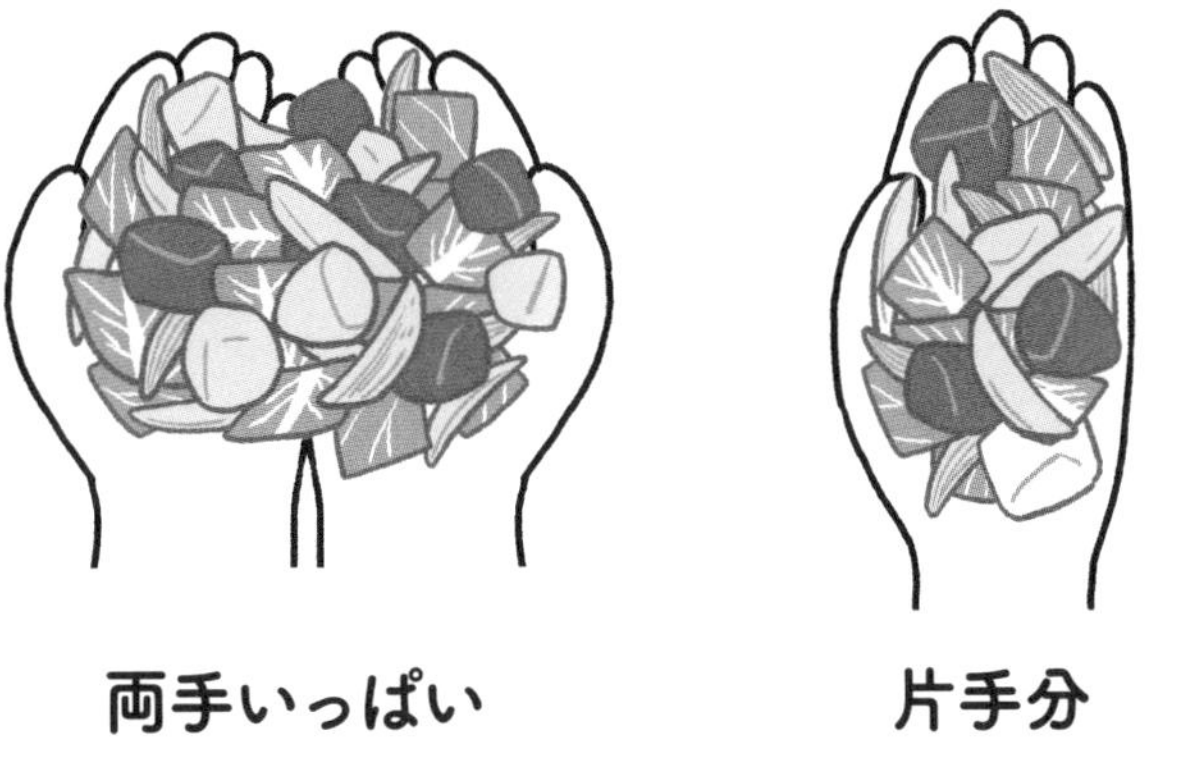

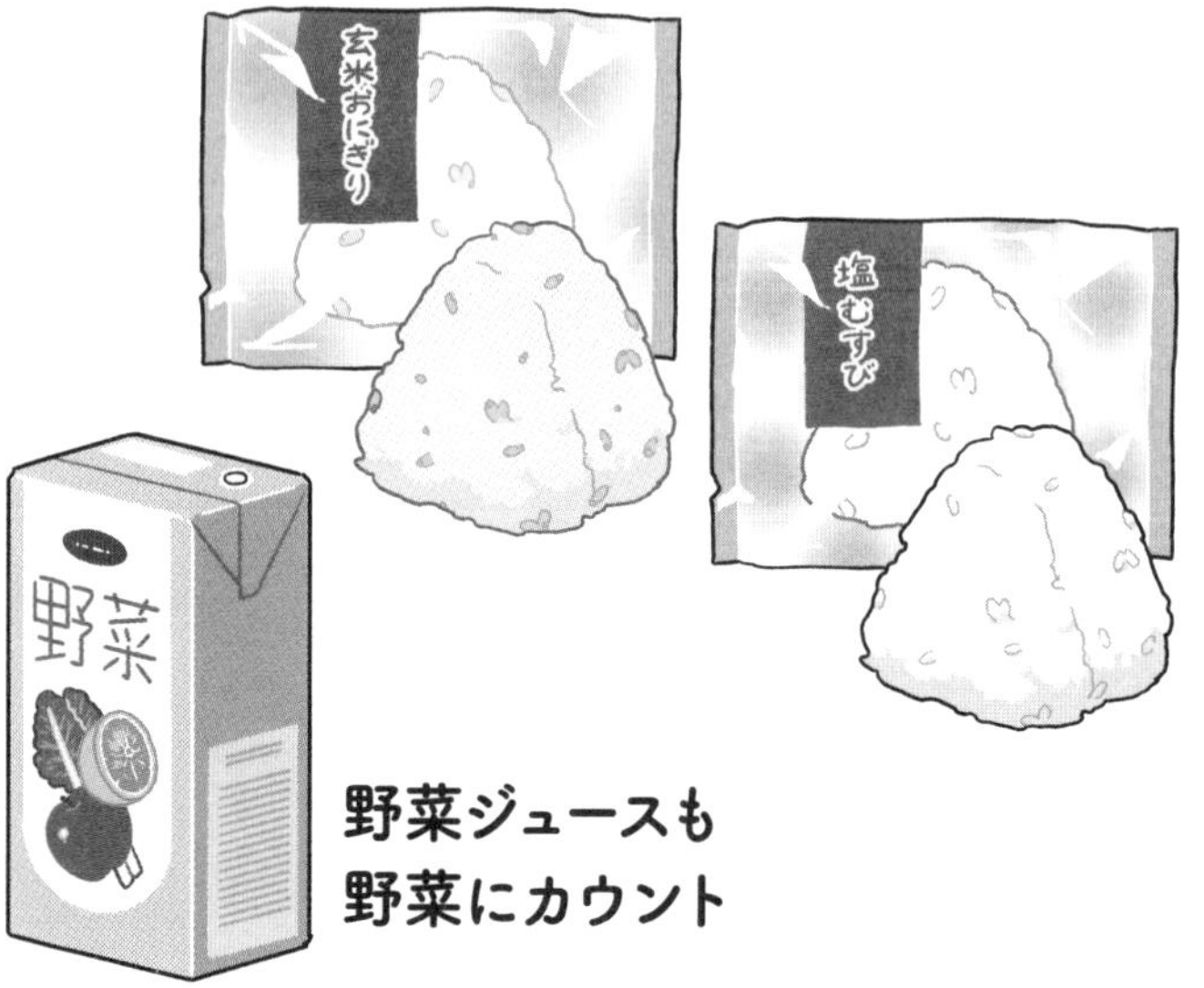

野菜ジュースも
野菜にカウント

コンビニめし

具だくさんスープやカット野菜を活用

おにぎりだけ、サンドイッチだけ、パスタだけの「○○だけ」をやめて、**必ず野菜をプラスワン！**

最近のコンビニはお惣菜が充実していますし、健康志向のメニューも豊富です。「主食＋主菜＋副菜」もいろいろな組み合わせが楽しめるでしょう。

小鍋や具だくさんスープなど、もともと野菜が多く入っているものでも、野菜をプラスするといいですよ。

めん類は特に野菜が不足するので、カット野菜で増量。電子レンジで加熱すれば蒸し野菜になるので、めんと組み合わせても食べやすくなります。

野菜不足解消のヒント

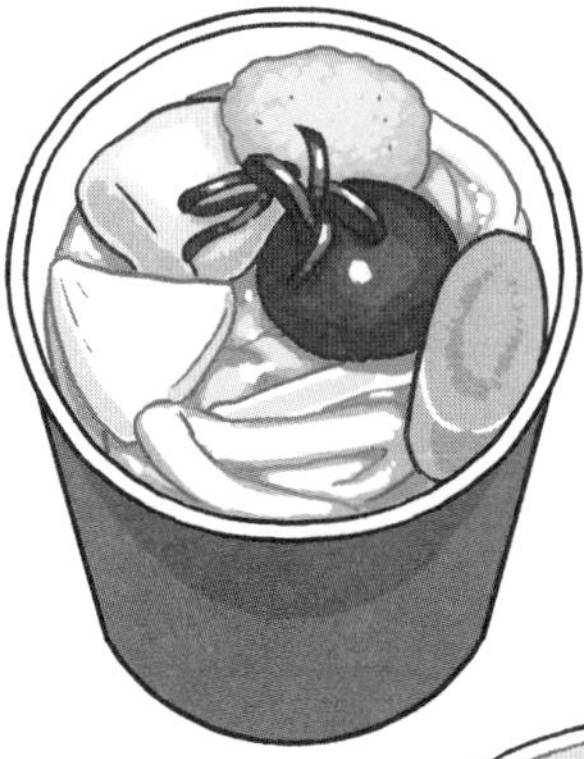

めんなら野菜たっぷり けんちんうどん

食物繊維豊富な根菜が入ったけんちんうどんに。そばでもOK。かにかまやちくわでたんぱく質をプラスしても。

ひとり鍋 ＋カット野菜

鍋に入っている野菜は少量なので、カット野菜をプラス。電子レンジで加熱すれば、カサが減ってたくさん食べられる。

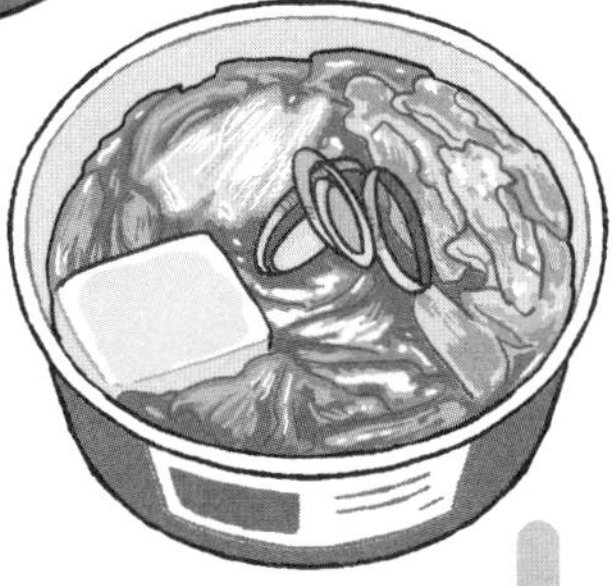

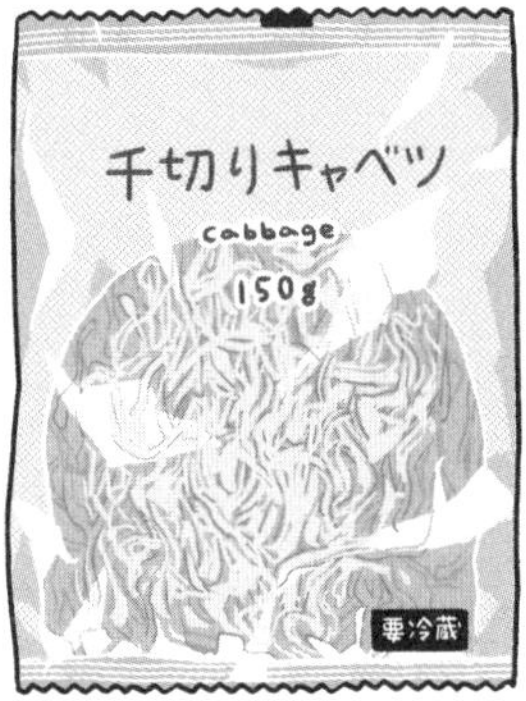

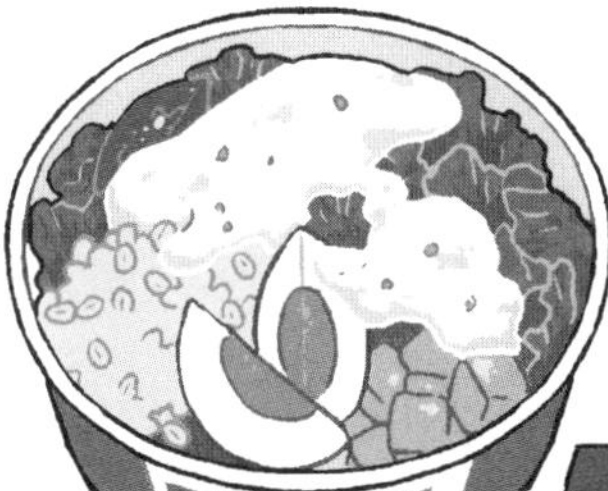

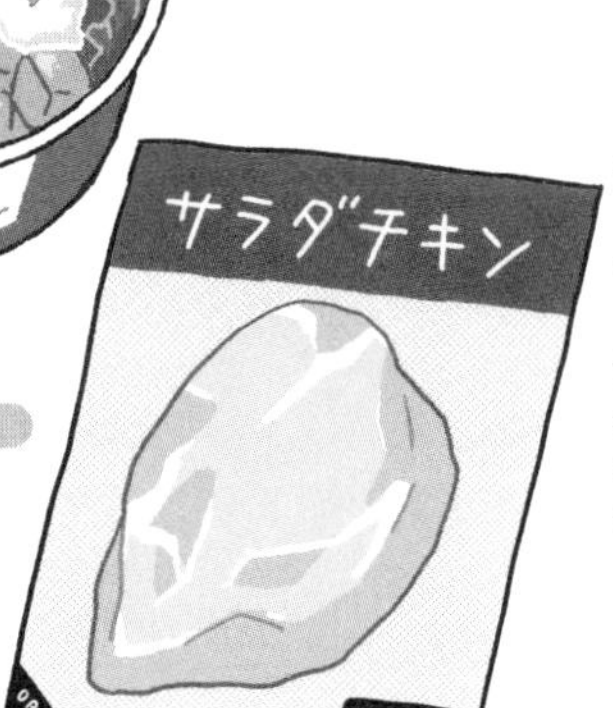

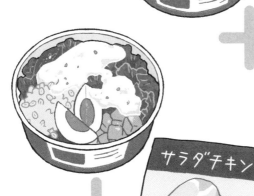

サラダ ＋サラダチキン

サラダは30品目など、野菜の種類が豊富なものをセレクト。サラダチキンやツナ缶、温泉卵などたんぱく質をプラスオン。

手作り弁当

彩り豊かに詰めることで栄養バランスが整う

ついつい食べすぎてしまう人には、お弁当箱に詰めて量を制限するのがおすすめです。毎日一定の量になるので、食事量を自然とコントロールできます。お弁当箱の容量がおおよその摂取カロリーになります。お弁当箱に○㎖と表示されているので、チェックしてみて。もしわからなければ、水が何㎖入るかを確認してみましょう。たとえば、500㎖入るお弁当箱であれば、500㎉になります。**成人女性であれば500～600㎖のお弁当箱がちょうどいい**でしょう。

そのお弁当箱に、ふだんの食事量を一度詰めてみてください。食べている量が多いか、少ないかを確認しておくと、外食のときに食べすぎていないか感覚でわかるようになります。しっかりとカロリーコントロールをしたい人は、朝食、夕食もお弁当箱に詰めて食べるといいでしょう。

お弁当でも「主食＋主菜＋副菜」を基本とし、バランスよく栄養をとってください。

お弁当の詰め込み比率

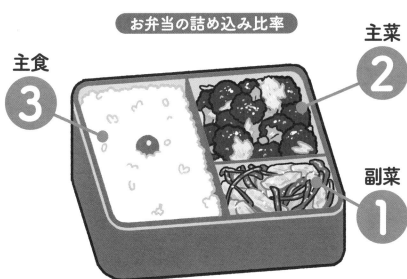

弁当箱の容量 = カロリー

赤、緑、黄色と彩りがいいと見た目が美しいだけでなく、栄養バランスが整います。茶色一色にならないように主菜、副菜を考えてください。すべて手作りでは続かないので、冷凍食品やレトルトを使ってほどよく手を抜きましょう。

詰める比率は、お弁当箱を上から見たときに「**主食3：主菜2：副菜1**」となるのが理想です。そのときすき間なく詰めるのがコツです。とはいえ、ぎゅうぎゅうに詰め込むのはNG。主食のごはんはお茶わん1杯分をはかってから詰めれば、食べすぎが防げます。

スープジャー

ひとつで栄養満点!!
しかも体があたたまる

高い保温力があるスープジャーなら、具材を入れて保温調理もできるので、朝の準備もラクにできます。あたたかい食事がとれるので、食後はポカポカと体があたたかくなるでしょう。冬だけでなく、冷房で冷える夏にもあったかランチはおすすめです。

スープの素や鍋つゆを使えばより簡単に作れます。鍋やシチューの残りを入れていっても。

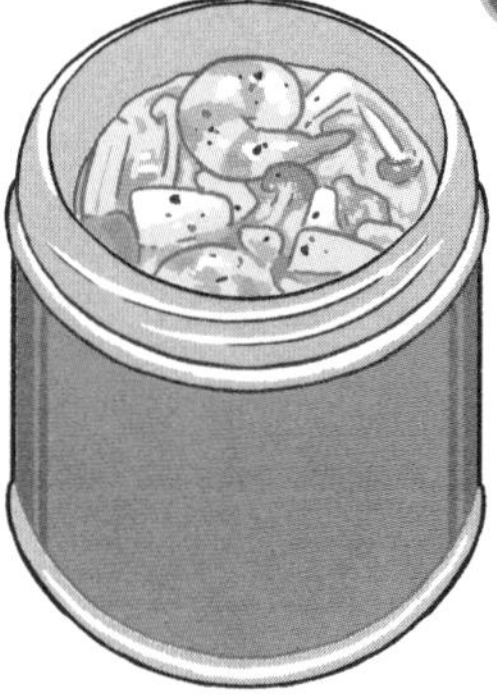

ポークビーンズ風スープパスタ

鍋に**水**、**トマトジュース**、さいの目切り**ベーコン**と**玉ねぎ**、**にんじん**、**じゃがいも**、**セロリ**などお好みの野菜を入れて中火にかける。沸騰直前に**水煮大豆**と**ショートパスタ**を加え弱火にし、**コンソメ**、**塩**、**こしょう**で味をととのえる。

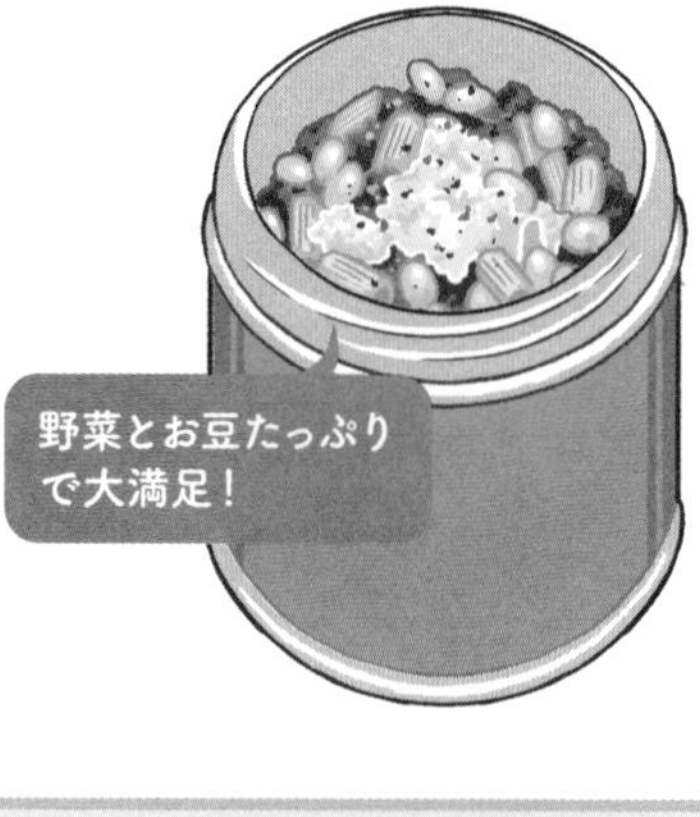

シーフードチャウダー

フライパンを熱し、**バター**を入れてみじん切りにした**玉ねぎ**、さいの目切りにした**じゃがいも**、**シーフードミックス**を入れて炒める。野菜に火が通ったら**牛乳**、**水**、**コンソメ**を加え弱火にして煮る。**塩**、**こしょう**で味をととのえ、**オートミール**を入れたスープジャーにそそぐ。

その他

野菜たっぷりワンディッシュでお手軽ランチ

家にいながらカフェ風ランチを楽しむなら、ワンディッシュに。ワンプレートは主食、主菜、野菜のエリアを決めて盛りつけるとバランスよく栄養がとれます。コンビニめしや外食と同様、野菜不足にならないようサラダやおひたし、蒸し野菜などを必ずプラスしてください。中途半端に余った野菜でスープパスタにしたり、ごはんにせん切りキャベツ、レトルトハンバーグをのせロコモコ丼風にしても。

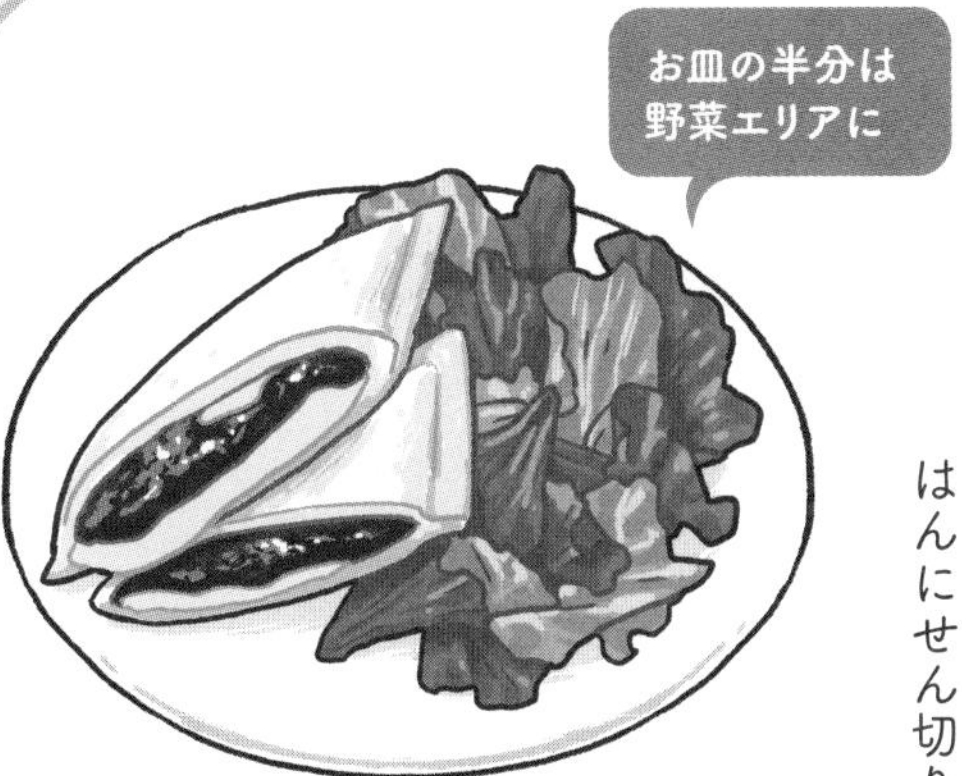

カレーホットサンド

食パンの中央に**ピザ用チーズ**と**カレー**をのせ、もう1枚のパンを重ねる。フォークなどで4辺すべて押しつぶして閉じ、トースターで焼き色がつくまで焼く。

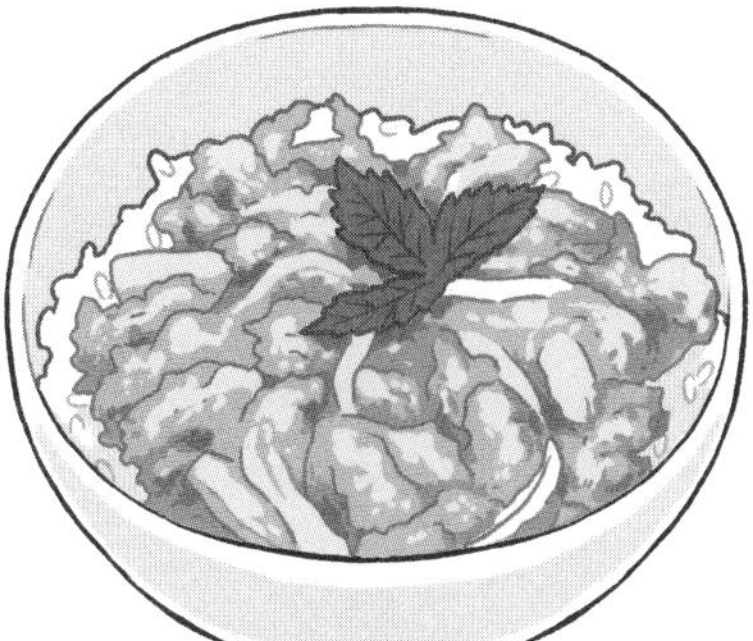

サラチキ親子丼

耐熱容器に薄切りにした**玉ねぎ**、**めんつゆ**を入れてラップをし、電子レンジ(600W)で4～5分加熱。さいた**サラダチキン**ととき**卵**を加え、電子レンジで約1分加熱し、**ごはん**の上にのせていただく。

夕食
〈3rd ミール〉

低糖質、低脂質を意識的にとり入眠態勢に

カレー、から揚げ、ハンバーグ、ラーメン、ギョーザ、焼肉……。夕食はボリューミーで高脂質のメニューが多くなります。また、品数も増えるので食事量も朝、昼に比べ多くなりがちです。

68ページでもお話ししたように、夕食に比重をおいた食事は肥満のもと。ただ、朝食、昼食に比べ時間に余裕があり、家族や友人とゆっくりと食べることができる夕食は、どうしても量が増えてしまうものです。食べる量を減らすことも大切ですが、質を見直しましょう。

夜は血糖値が上がりやすく、インスリンの分泌も少なくなるので高血糖状態が続きます。しかし、夕食は血糖値が上がりやすい食事をとっている人が多いのです。また、食事の回数が少ないほど食後の血糖値が急激に上がりやすく、変動が大きいことがわかっています。急激に上がり、ガクッと下がると血管への負担が大きくなり病気になるリスクが高まります。昼食を抜いて、朝食から時間があいているとそれだけで血糖

たんぱく質多めに、糖質は低GLのものを

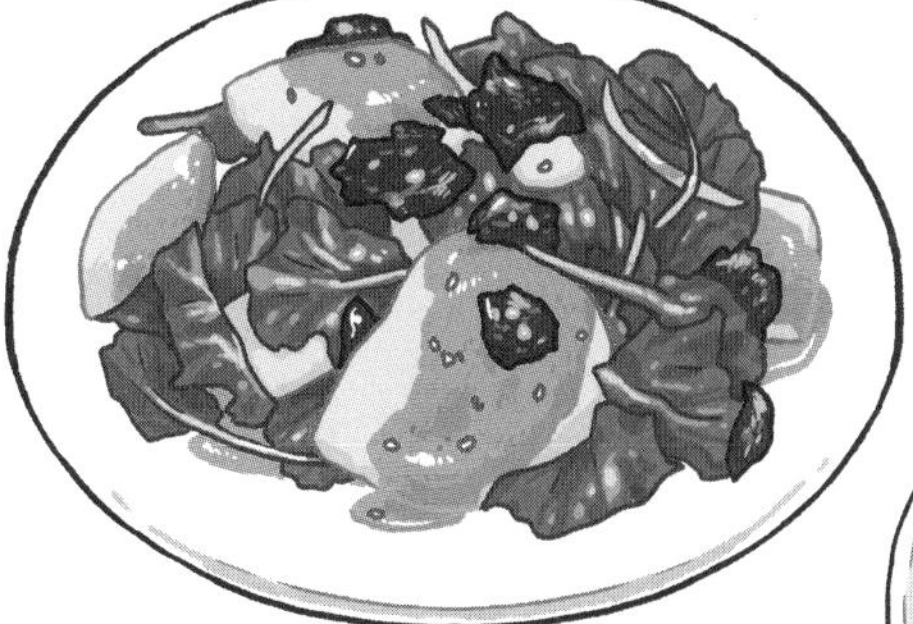

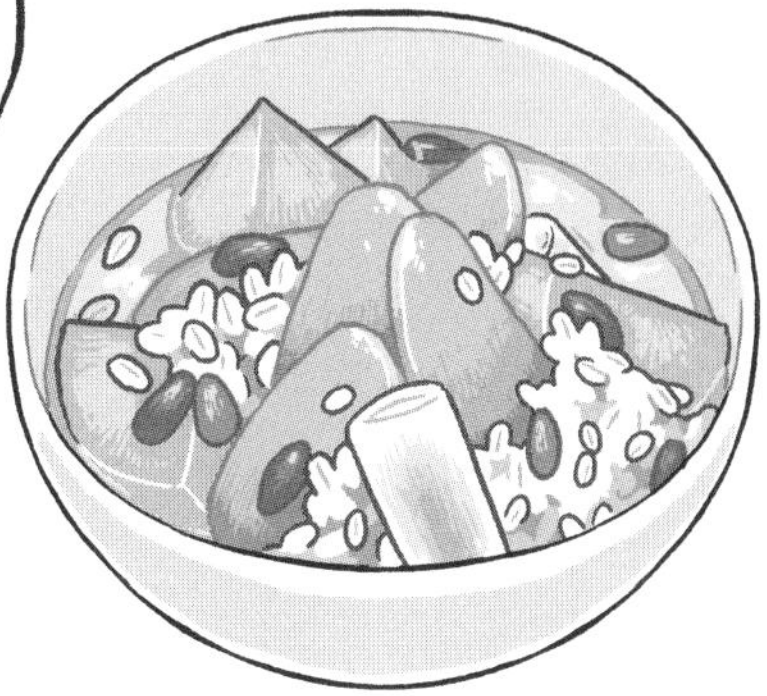

低糖質の食材を選ぶ基準として、「GI値」がある。これは血糖値を上げるスピードを計測した値で、この数値が低いほど血糖値上昇を抑えられる。最近は、実際に食べる量に合わせた「GL値」を重視する動きが出ている。

値がぐいんと上がってしまうので、食事の回数にも気をつけてください。

夕食では**血糖値が上がりにくいものを選びましょう**。たとえば、主食のごはんはもち麦や雑穀米にする、白米なら量を減らしその分を朝食にまわす。めん類ならうどんよりそばのほうがいいですね。

夕方からは体が休息モードになり、エネルギー消費が少なくなります。また、夜のうちに余ったエネルギーを脂肪としてため込もうとする時間帯なので、脂質は減らしたいところです。冒頭のように夕食は高脂質になりがち。肉をしっかり食べたいなら、**油を使う調理ではなく、ゆでたり、蒸したりする**だけで脂質を抑えられヘルシーになります。高たんぱくな食材は、満足度も高いのでおすすめです。

昼食から時間があくときは「分食」を

太る原因のトップ3に入るのは「間食」ですが、実はとったほうがいい間食もあるのです。間食というと15時のおやつでお菓子を食べることと思いがちですが、本来は子どもが足りない栄養を補うためのもの。「栄養を補う」にはお菓子ではなく、もち麦入りおにぎりやフルーツグラノーラといった食物繊維が含まれる「食事」が間食に向いています。この**間食が、夕食後の血糖値を抑える**「セカンドミール効果（67ページ参照）」があると実験でわかっています。

夕食が遅くなるときに応用したいのが「分食」です。夜遅い時間は、血糖値が上がりますが、早めの夕食をとることで急上昇を抑えることができるのです。

残業で帰宅が21時過ぎになりそうなら、18～19時ごろに食物繊維が含まれる炭水化物を食べ、帰宅後に主菜を食べるようにします。**先に主食を食べておく**のです。するとおなかも満たされ残業中にお菓子をつまむこともなく血糖値の上昇もゆるやかになります。血糖値の上昇は眠りを妨げるので、睡眠にとっても分食にするといいですね。

夕食前に食べるなら200kcal以内の食物繊維おやつ

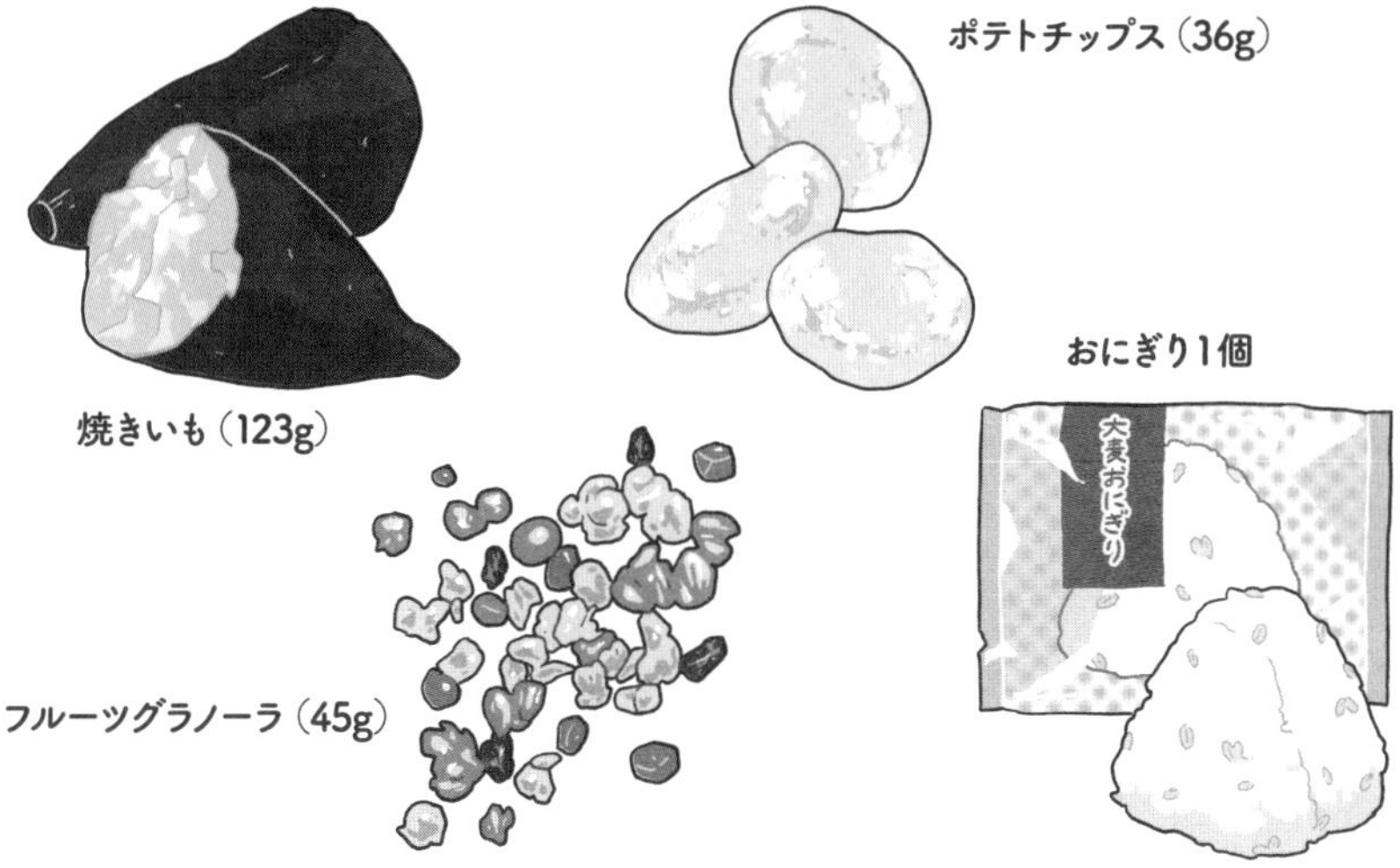

夕食2時間前に間食をした場合の血糖値

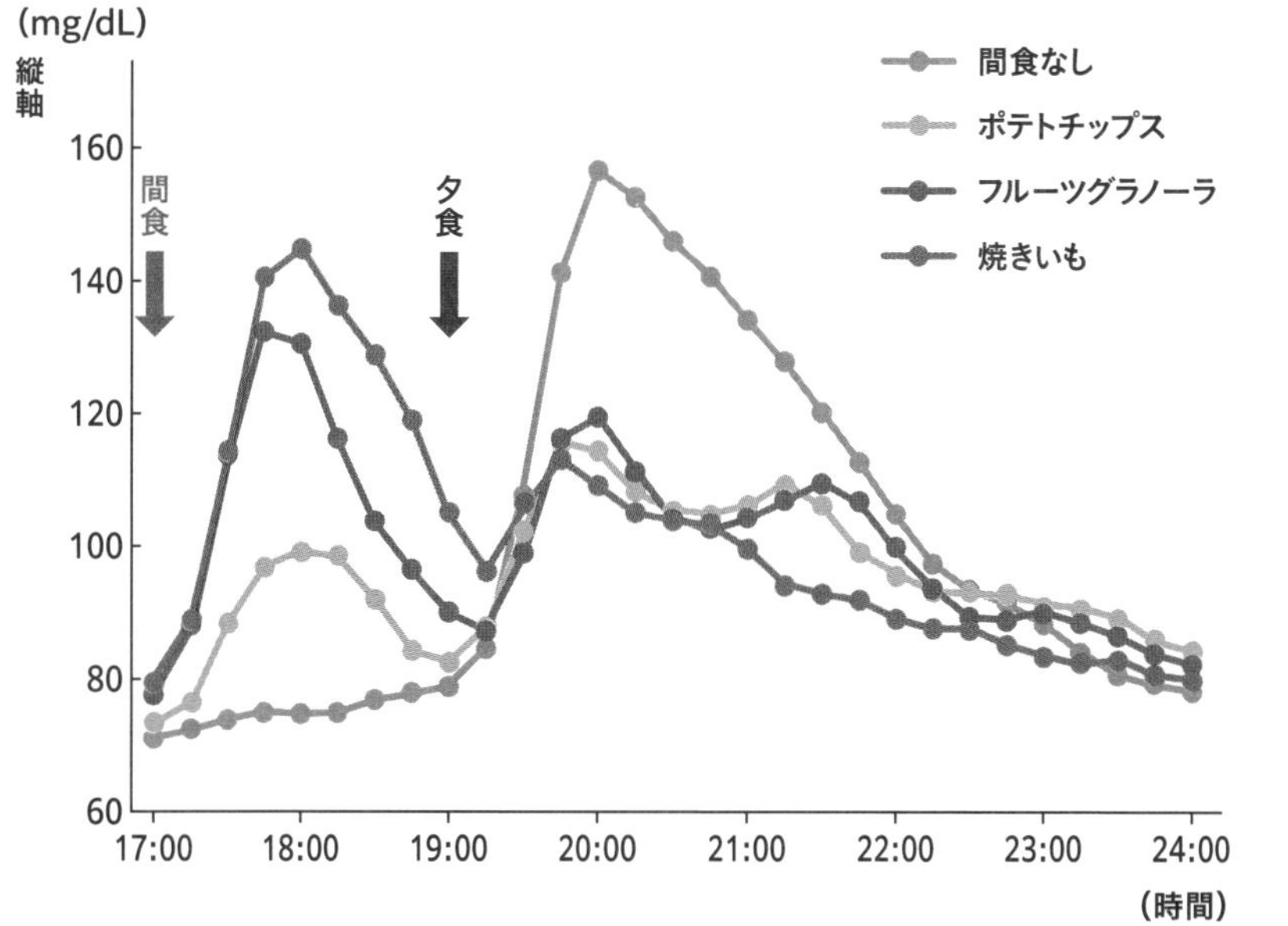

出典：増冨裕文，峯下由衣，石原克之，柴田重信，平尾和子，古谷彰子，夕食後の血糖値に関わる栄養素の解明～摂取時刻を変えた4種類の間食による影響～，第29回日本時間生物学会ポスター発表（P120）、2022.改変

鶏肉

高たんぱく質おかずで食べすぎを防止

朝のたんぱく質は糖質といっしょにとることで、体内時計をリセットする大きな働きをしてくれます。ですが、夕食でもとりたい栄養素です。厚生労働省が推奨している一日の摂取量にどの年代も足りていないのが現状です。筋肉や臓器など私たちの体をつくる材料になるので、積極的にとってください。高たんぱくの食品は基本的に糖質が少ないので、夕食向きです。鶏むね肉、豆腐、卵が代表格。魚なら、DHAやEPAは体内時計を進める作用があるので、含有量の少ない白身魚がおすすめです。

糖質が少ないとはいえ、調理法や使う材料によっては高糖質、高脂質になるので油をたっぷり使う調理や濃い味つけは控えましょう。夜は脂質の代謝が悪い時間帯でもあるため、鶏肉ならから揚げではなく、蒸し鶏や電子レンジを使って照り焼きにするなど油を控える工夫をしてください。

腹もちがいいのもたんぱく質おかずのいいところです。満腹感が得られやすいので、食べすぎ防止にも役立ちます。野菜と合わせてバランスよく食べましょう。ちなみにたんぱく質を多く含む納豆ですが、納豆キナーゼの影響で夜に食べると血液サラサラ効果が高まるといわれています。

サラダチキンと豆腐のチョレギサラダ

食べやすい大きさに切った**豆腐**、**サラダチキン**、**サニーレタス**、**きゅうり**、**ねぎ**を器に盛る。ちぎった**焼きのり**、チョレギサラダの**ドレッシング**をかける。

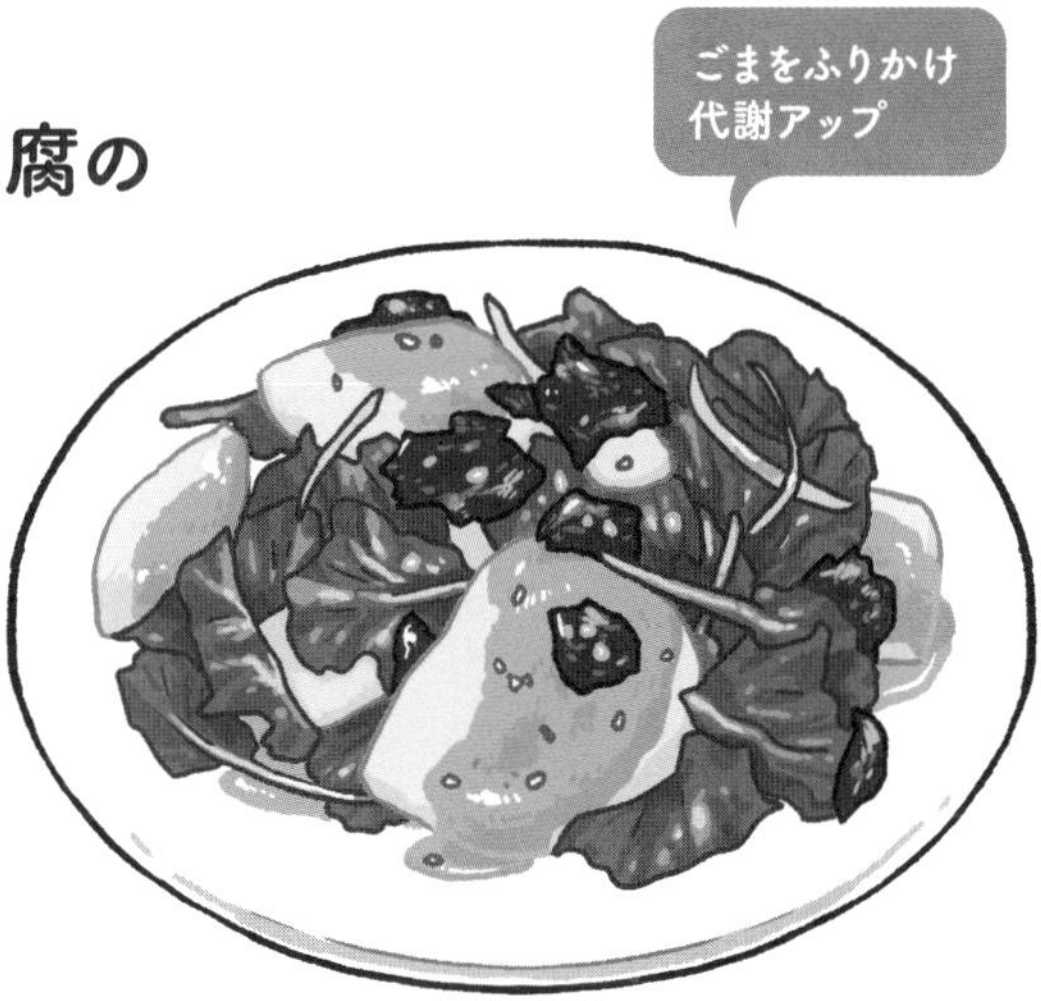
ごまをふりかけ
代謝アップ

サラダチキンともち麦の参鶏湯《サムゲタン》

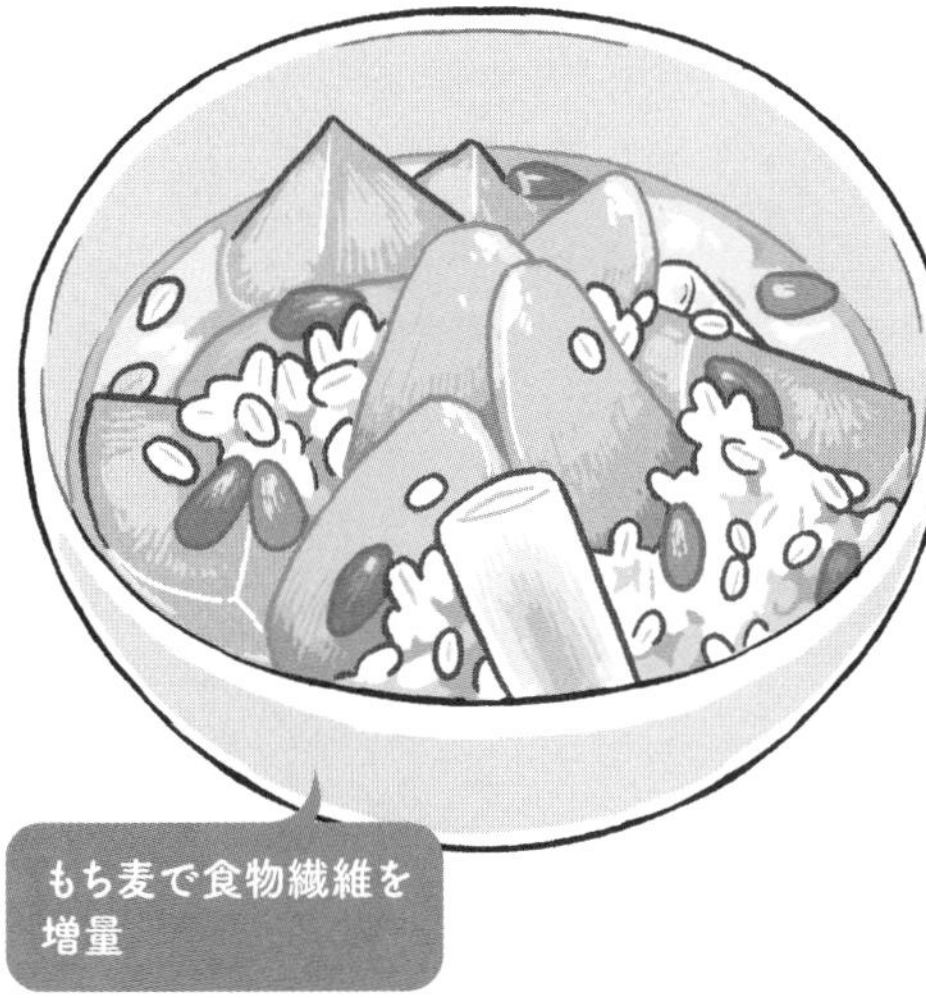
もち麦で食物繊維を
増量

鍋にいちょう切りにした**大根**、斜め薄切りにした**長ねぎ**、薄切りにした**しょうが**と**にんにく**、炊いた**もち麦**（103ページ参照）、水を入れて大根に火が通るまで煮る。**サラダチキン**を加え**鶏ガラスープのもと**、**塩**、**こしょう**で味をととのえたら完成。あれば**クコの実**をそえて。

主食

腸活にもぴったりな食物繊維豊富な罪悪感ゼロごはん

炭水化物（糖質）も必要な栄養素ですから、夕食にもとりたいもの。しかし、夜は血糖値を上げないようにするのが基本です。食べないという選択肢ではなく、量と質を変えて食べて満足を得られるようにしましょう。ガマンは続かないもとですから。

おすすめは、ぷちぷち、もちもちとした食感が特徴の「**もち麦**」です。**玄米の4倍も食物繊維が含まれ**ていて、食べごたえもあるのでダイエット中の味方。もち麦に含まれる**水溶性食物繊維「β-グルカン」は、糖質の吸収をゆるやかにして血糖値の急激な上昇を抑えてくれます**。白米といっしょに炊けばいいので、手間もかかりません。クセがないのでもち麦だけをゆでて、サラダやスープ、ミートソースに入れてもいいですね。

白米が好き、雑穀米などは苦手という人は、しらたきをごはんに混ぜて炊く方法もおすすめです。茶わん1杯分を食べても糖質が抑えられます。

外食の場合でも、最近は白米だけでなく玄米や雑穀米などが選べるところが増えているので、夕食時はなるべく白米以外を選ぶといいでしょう。白米なら、少なめを選び、量で調整してください。

もち麦は3倍の水で炊くのがおすすめ

もち麦 1 ＋ 水 3

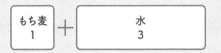

もち麦は水溶性食物繊維のβ-グルカンが白米よりも豊富で、腸内環境を整え便秘改善が期待できる。また、血糖値の急上昇を抑えてくれるので、脂肪がつきにくい体に。

もち麦の重量に対し、3倍の**水**を入れて炊飯器で炊く。小分けにしてストックしておけば、サラダやスープにちょい足しするにも便利。

出典：古谷 彰子, 三星 沙織, 平尾 和子, 大麦由来β-グルカンを効率的に摂取する調理法の提案, 平成27年度大会（一社）日本調理科学会学会 口頭（2C-a4）発表, 2015.改変

カロリーオフ＆食物繊維アップ

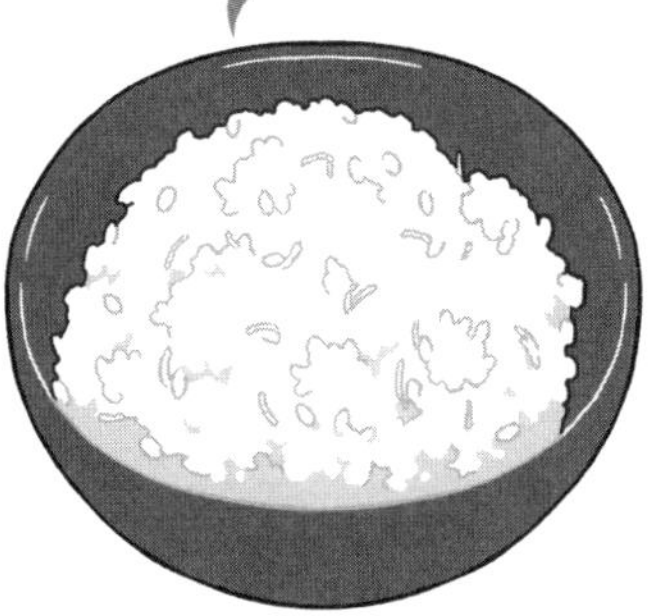

しらたきごはん

しらたきは刻んで、からいりしておく。**米**2合に対ししらたき200gの割合で炊く。

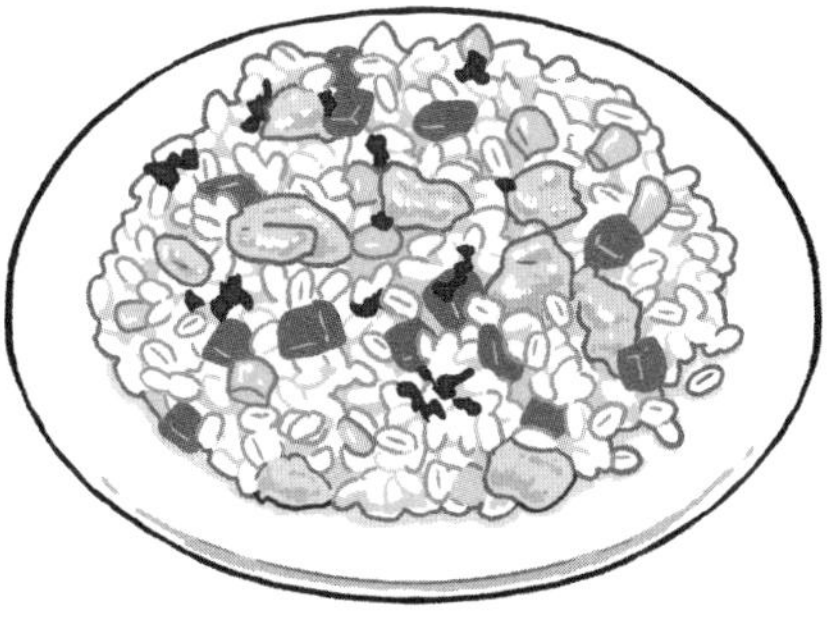

もち麦チャーハン

炊いた**もち麦**にお好みの**野菜**、**サラダチキン**、**卵**などを入れてフッ素樹脂加工のフライパンで炒め、**鶏がらスープ**で味をととのえる。炊飯器に材料を入れ、炊き込み風にしても。

いも類

血糖値が上がりにくく満足度が抜群！

夕食で炭水化物をとるなら、じゃがいもやさつまいも、長いもなどいも類がおすすめです。太りやすいイメージがありますが、**いも類のでんぷんには食物繊維が含まれていて、血糖値が上がりにくいのです。**

ごはんの糖質が気になる場合は、炭水化物のメインをいも類にかえてください。主食を抜いても満足度が高く、炭水化物がとれますから栄養バランスもキープできます。

ポテトサラダ、ポテトグラタン、揚げないコロッケ、肉じゃがなど、いも類はメインのおかずになるので、ダイエットをしている感覚がなく食事を楽しめます。

春雨もじゃがいものでんぷんが材料なので、夕食向きです。春雨スープや中華風サラダ、チャプチェにしてはどうでしょう。

じゃがいもが血糖値を上げにくいといっても、ポテトフライはやはり脂質が高くなるので避けましょう。里いも、さつまいもは甘く煮つけたくなりますが、砂糖の量を控えてください。スープやみそ汁の具にするのがお手軽です。

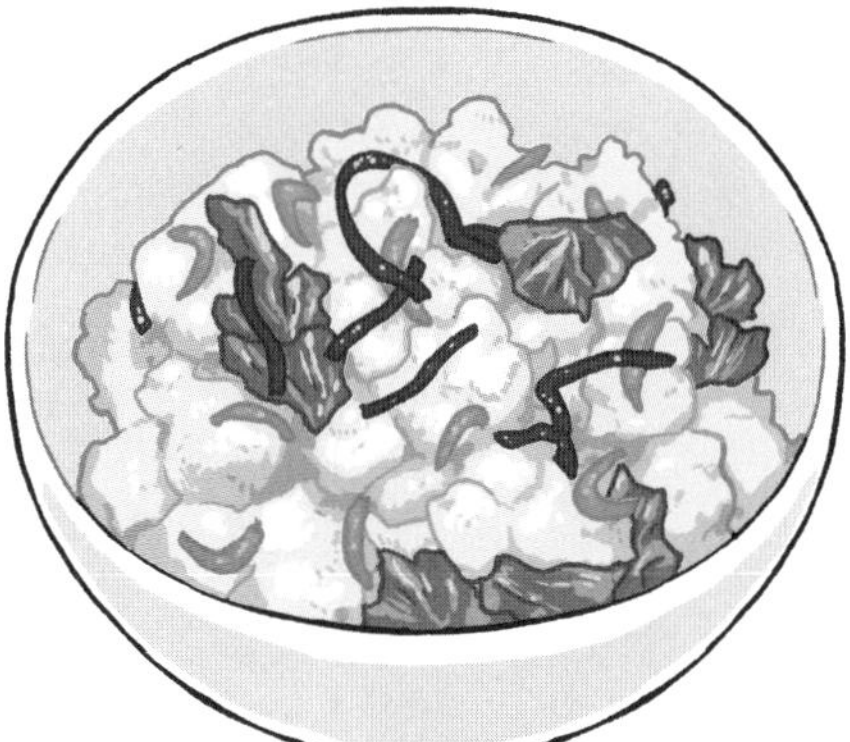

大人のポテサラ

じゃがいもをゆでてつぶし、熱いうちに**酢**小さじ1、**豆乳**大さじ3を加えてなめらかになるまで混ぜる。**枝豆**、**桜えび**、**塩昆布**を加えて混ぜ、**塩**、**こしょう**で味をととのえる。器に盛り、**削り節**、**白ごま**をかける。

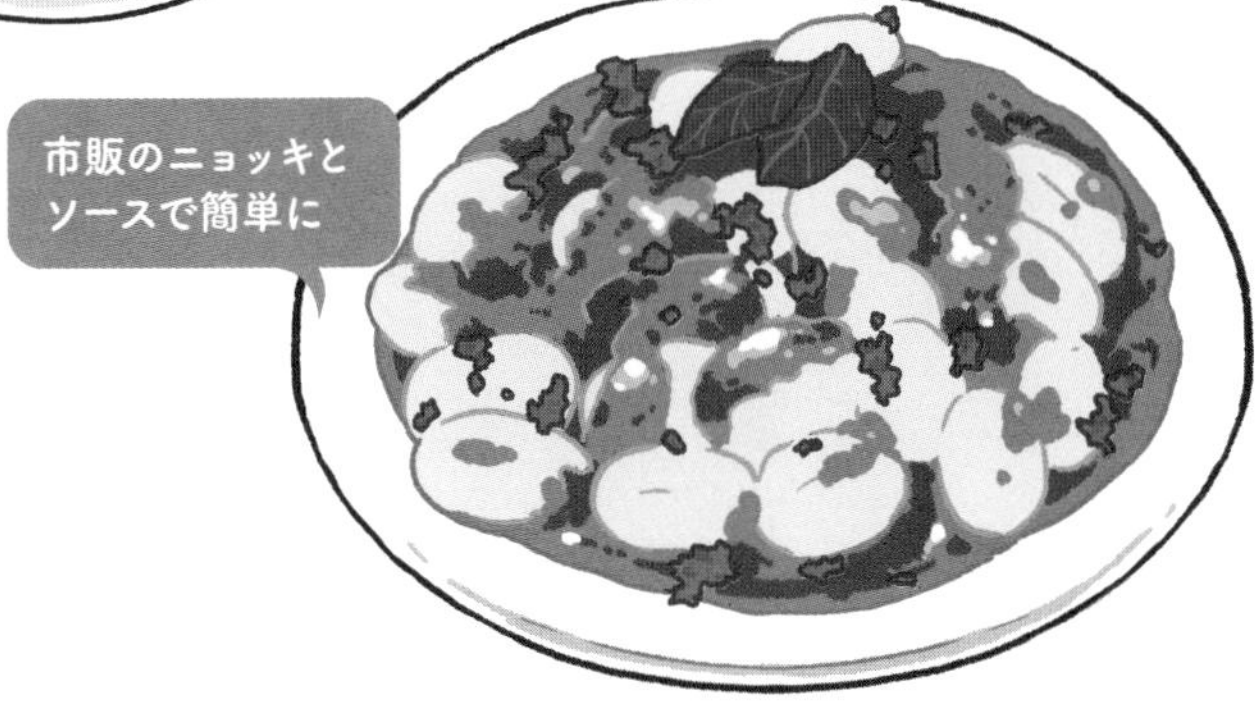

じゃがいもニョッキ

じゃがいものニョッキにお好みのパスタソースをかけるだけ。

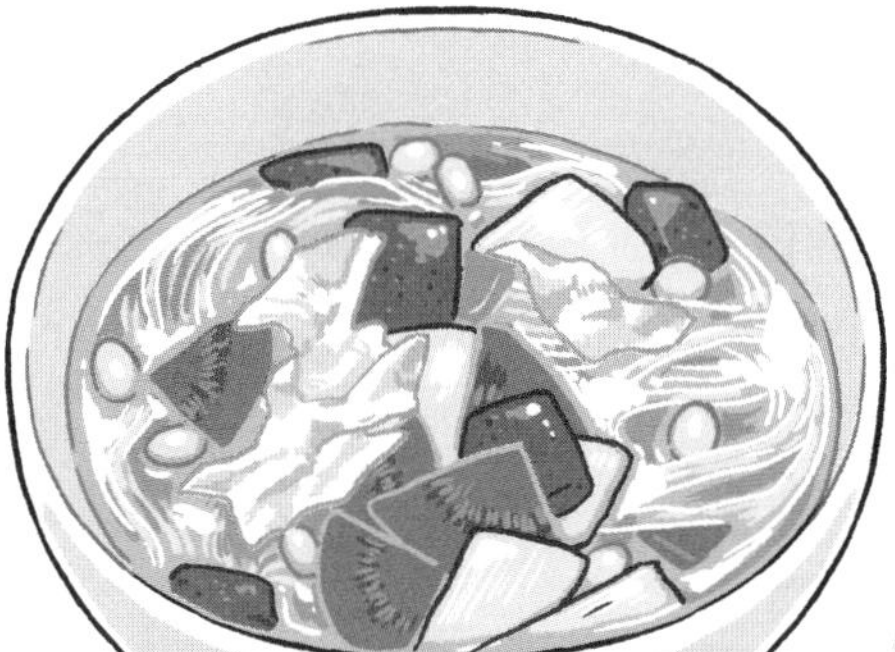

たっぷりいも汁

長いも、さつまいも、**にんじん**、**こんにゃく**、**蒸し大豆**、**春雨**を入れた具だくさんみそ汁。

夕食

常習性のある砂糖、脂質は夜型になるのでNG

体内時計に合わせ、一日3食を守っていれば、夜食を欲することはなくなっていきますが、気をつけたいのがお風呂上がりのアイスや清涼飲料水。せっかく血糖値の上昇をゆるやかにする食事をしていても、リズムをくずす一因に。

また、砂糖や脂質には常習性があり、一度食べるとやめられなくなる傾向に。高糖質、高脂質のものはおいしく、幸福感が得られますよね。それはドーパミンやセロトニンの作用によるもので、快楽を得ることがクセになり、また幸せを感じたいと欲してしまうのです。少しだけのつもりが、やめられなくなるので注意してください。

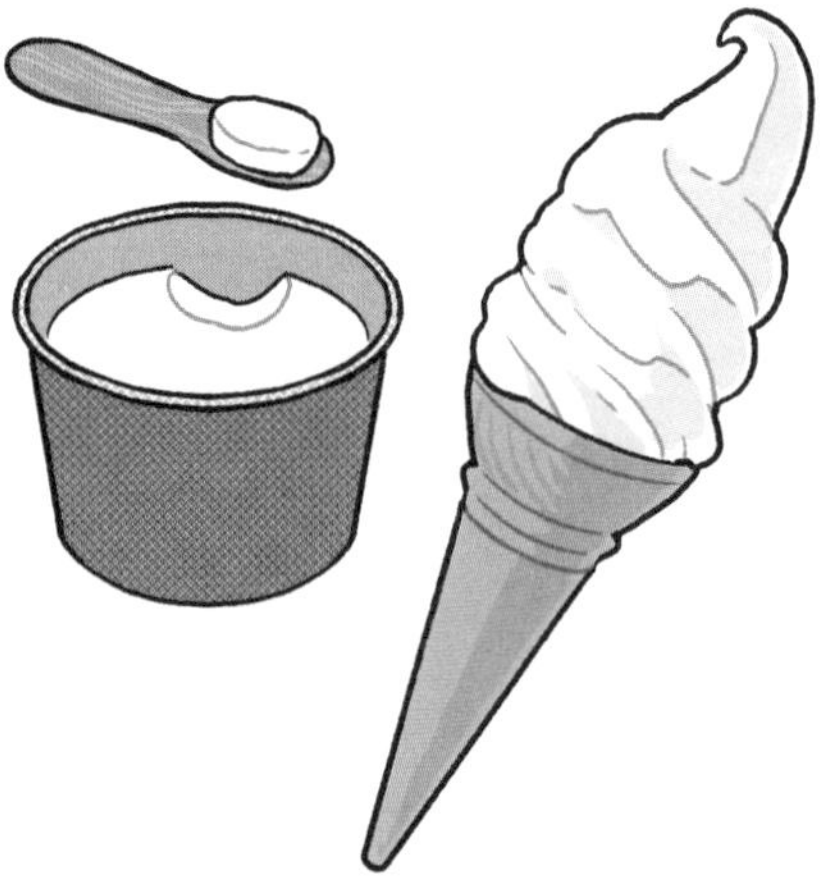

食べすぎ防止に夕食の一品を朝・昼へまわす

ついつい作りすぎてしまう夕食。おなかがいっぱいでも、残すのはもったいないと口に入れて後悔することも。〝もったいない太り〟になってしまいますよね。「もったいない」なら、朝食や昼食に活用すればいいのです。保存容器に入れて冷凍し、忙しい日の夕食にしてもいいわけです。食べきれないなら残す勇気も必要です。

今日は作りすぎたかもと思ったら、あらかじめとり分けて保存しておけば、立派な作りおきおかずですよ。

生活リズムが整い、食生活も規則正しくなると自分にとっての適正量もわかってきます。食べすぎることも自然となくなっていきます。

Q 夜食がどうしても食べたくなったら？

A みそ汁やスープなどあたたかい飲み物を。大豆製品も空腹が落ち着きます

少しでも満腹感を得られるのが、あたたかい飲み物です。極論を言えば白湯でも、空腹感が抑えられます。緑茶に含まれるうまみ成分はリラックス効果があるので、カフェインレスのお茶もおすすめです。大豆製品は寝つきをよくするといわれています。みそ汁もいいですし、豆乳をあたためて飲むのもいいでしょう。食べたという感覚が欲しい人は、豆腐やいり大豆を。あたたかい飲み物でもカフェインが含まれていると覚醒してしまうので、控えてください。

Q 朝は寝ていたいし作るのがめんどうです

A 加工品も上手に活用し、まずはたんぱく質1品追加を

体内時計をリセットするために食べてほしいものはありますが、自炊が必須ではありません。コンビニの鮭おにぎりでもいいし、パンにチーズとハムでいいんです。「主食＋たんぱく質」をベースに、できる範囲ではじめてください。寝ていたいから朝食を抜くのは、このダイエットではNGです。朝食を食べることがスタートラインなので、料理は手抜きし〝食べること〟を優先してください。すぐ食べられる「たんぱく質」食品をストックしておきましょう。

part 4

あなたは何タイプ？

悩める4人の「空腹リセット道」

CASE 1
夜ふかし激務
「夜食が定番型」
〜書籍編集Yさん（30歳）の場合〜

CASE 2
シフトでバラバラ勤務
「ストレス爆食型」
〜看護師Mさん（20代後半）の場合〜

CASE 3
定時勤務だけど
「間食とりすぎ型」
〜銀行員Rさん（40代後半）の場合〜

CASE 4
子育てまっただなか
「食事テキトー型」
〜小学校低学年の子をもつ共働きYさん（40代）の場合〜

ボロボロな食生活、
体内時計が
狂ってしまった4人と
そのダイエット記録を
ご紹介

CASE 1

夜ふかし激務「夜食が定番型」

～書籍編集Yさん（30歳）の場合～

深夜まで仕事をし昼夜逆転があたりまえ。
夕食は22時以降にとり、朝食は抜いて一日2食が定番。
半年前にはけていたジーパンがパツパツ。

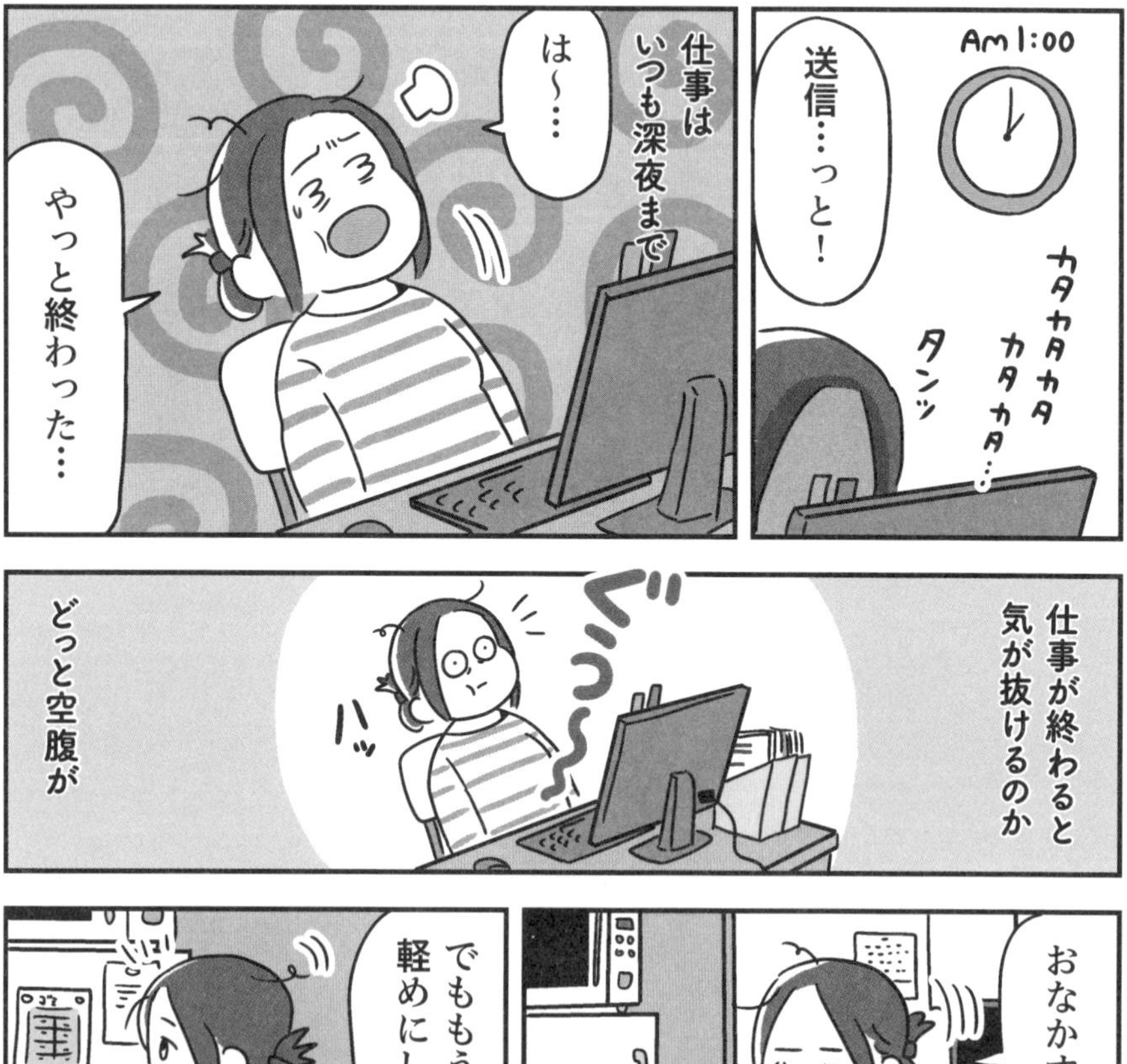
Am1:00
送信…っと！
カタカタカタ
カタカタ…
タンッ
仕事はいつも深夜まで
は～…
やっと終わった…
仕事が終わると気が抜けるのか
ぐう～
ハッ
どっと空腹が
おなかすいた…
何か食べたい…
でももう遅いし軽めにしとく…？

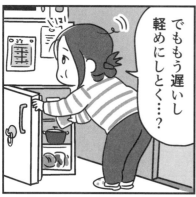

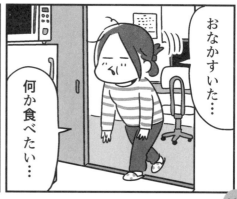

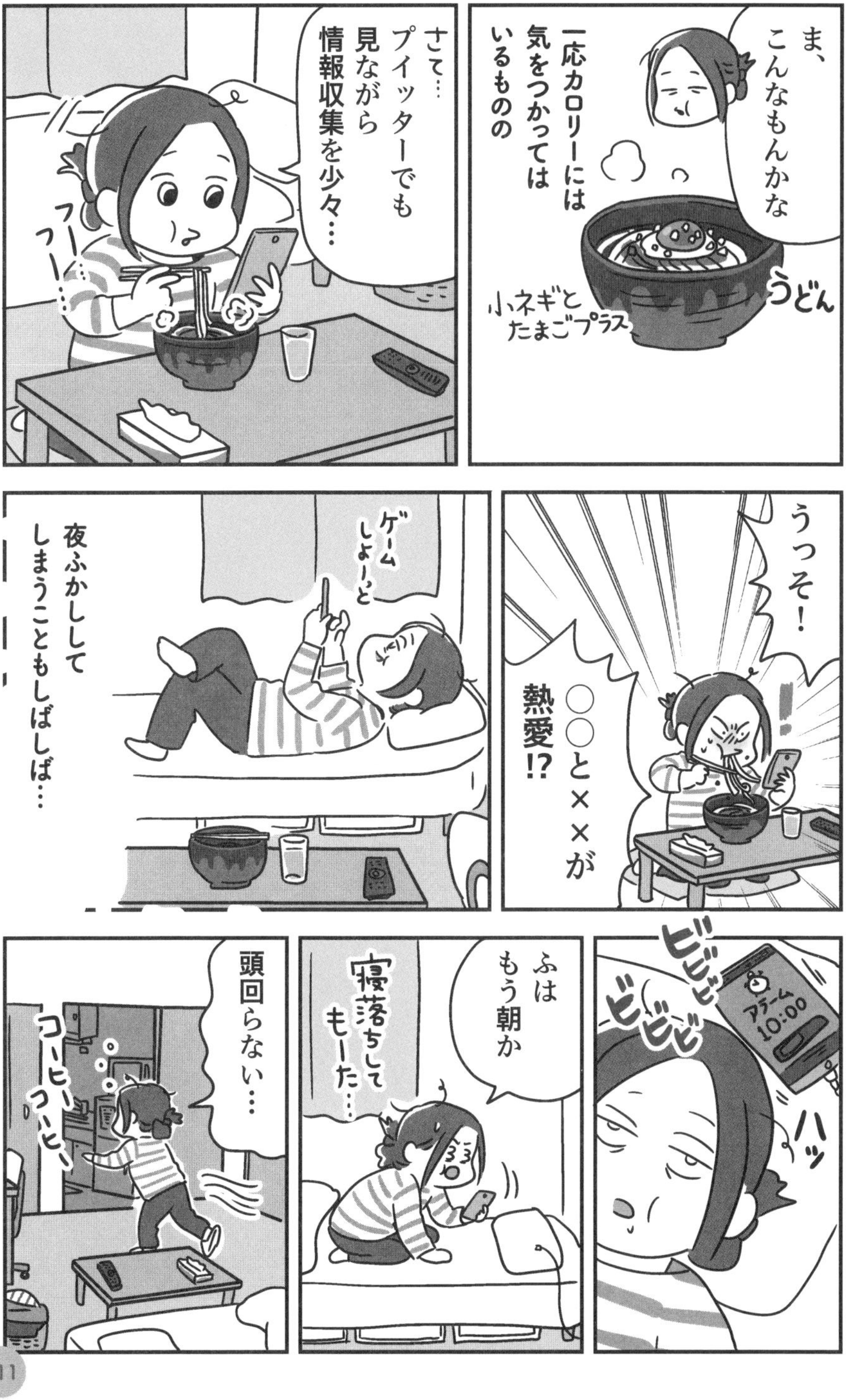
ま、こんなもんかな
一応カロリーには気をつかってはいるものの
うどん
小ネギとたまごプラス
さて…プイッターでも見ながら情報収集を少々…
フー…
フー…
うっそ！
○○と××が熱愛!?
!!
ゲームしよーと
夜ふかししてしまうこともしばしば…
ビビビ
ビビビ
アラーム
10:00
ハッ
ふはもう朝か
寝落ちしてもーた…
頭回らない…
コーヒーコーヒー

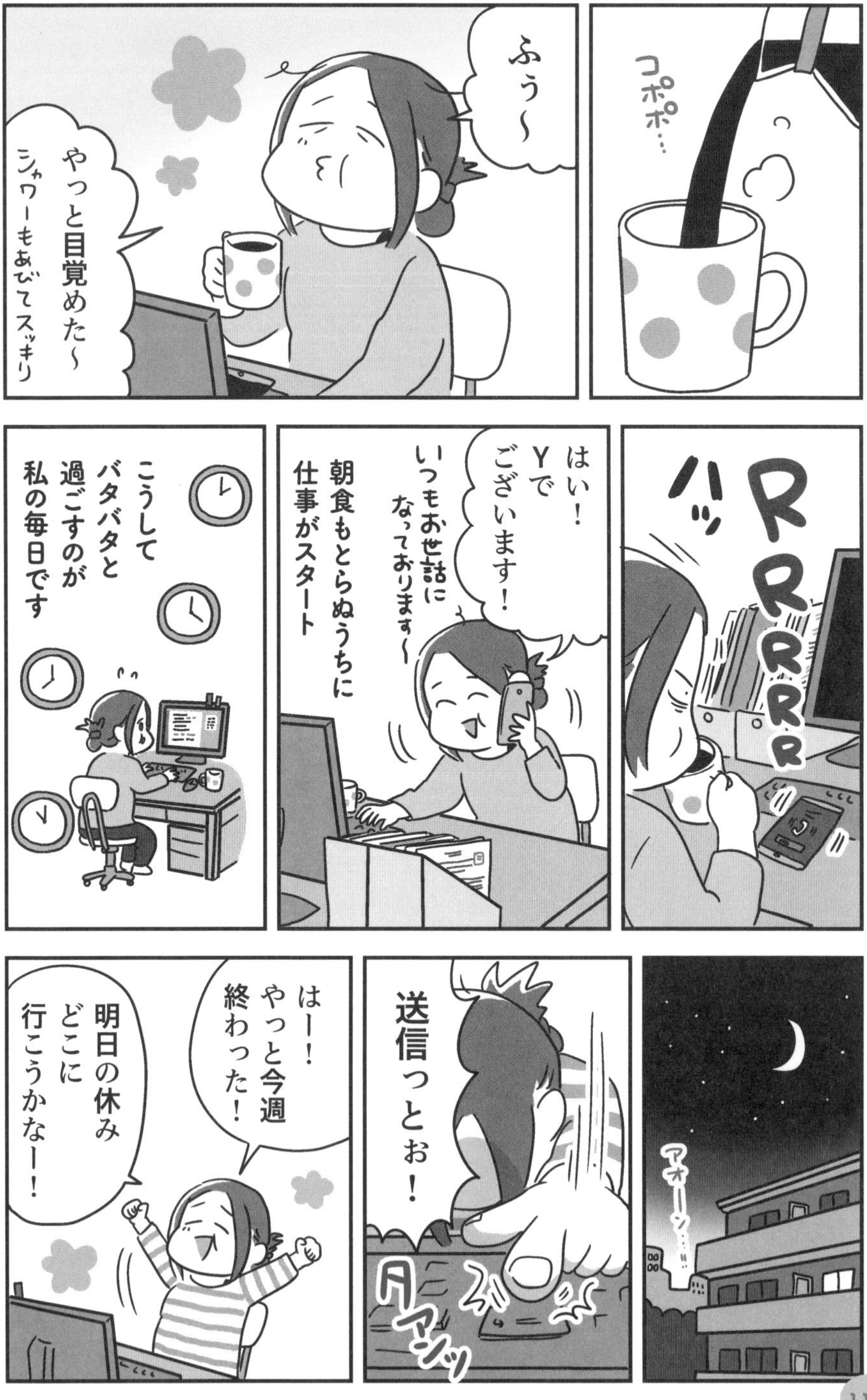

コポポ…
ふぅ〜
やっと目覚めた〜
シャワーもあびてスッキリ
RRRRR
ハッ
はい！Yでございます！
いつもお世話になっております〜
朝食もとらぬうちに仕事がスタート
こうしてバタバタと過ごすのが私の毎日です
アオーン…
送信っとお！
ふっ
ふっ
タアンッ
はー！やっと今週終わった！
明日の休みどこに行こうかなー！

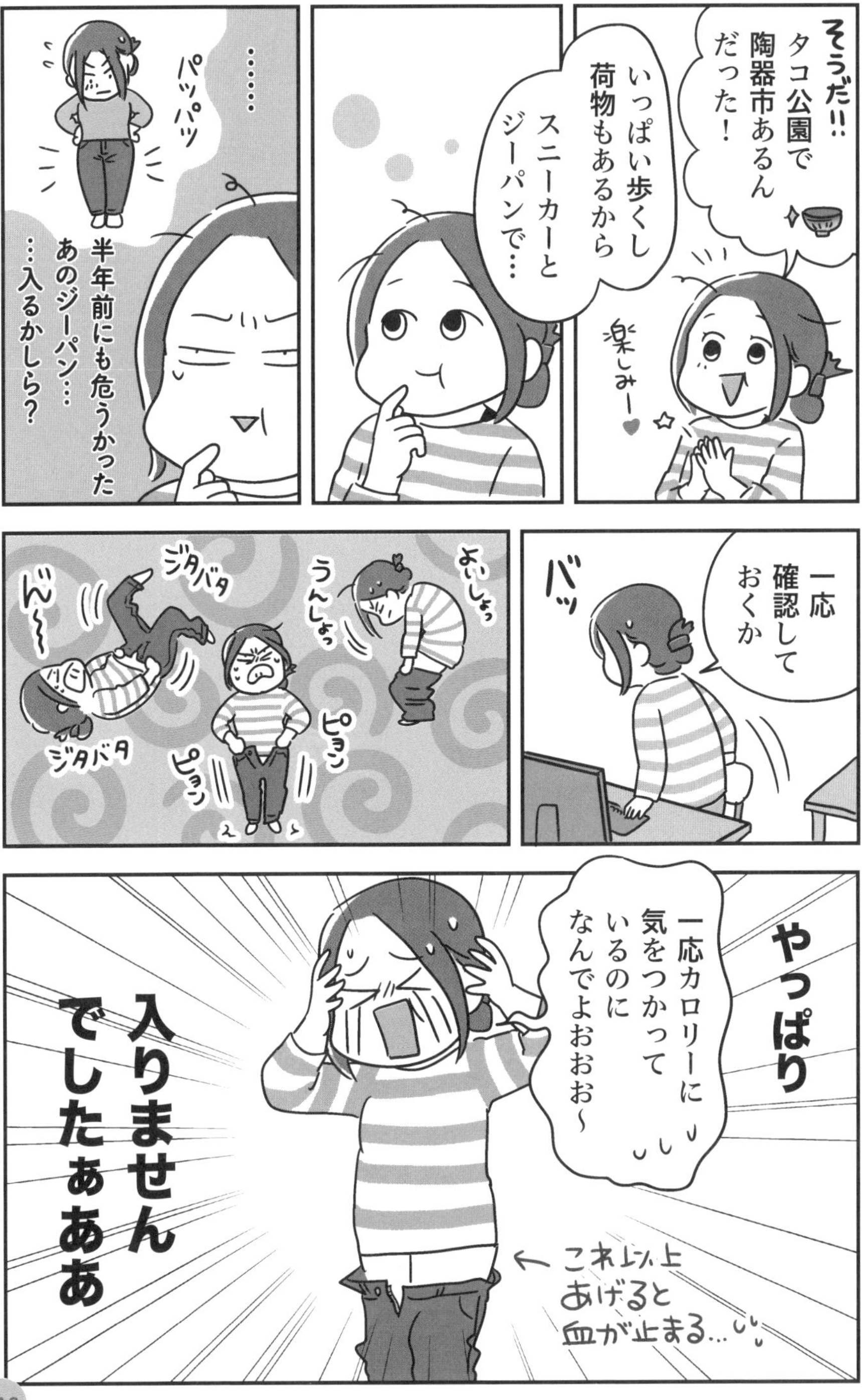
そうだ!!
タコ公園で陶器市あるんだった！
楽しみー♡
いっぱい歩くし荷物もあるからスニーカーとジーパンで…
……
パツパツ
半年前にも危うかったあのジーパン…
…入るかしら？
バッ
一応確認しておくか
よいしょ
うんしょ
ジタバタ
んん〜
ジタバタ
ピョン
ピョン
やっぱり
一応カロリーに気をつかっているのになんでよおおお〜
入りませんでしたぁああ
← これ以上あげると血が止まる…

夜食が定番型のあなたは

メリハリのない生活で、体内時差ボケの温床に

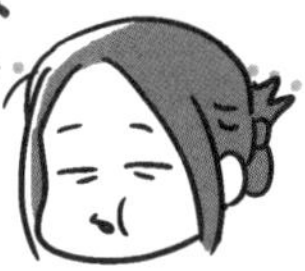

Yさんのような在宅勤務中心の人に多い「体内時差ボケバラバラ」パターン。出社していると、電車やバスの時刻に間に合うよう起き、決まった時間に家を出て、ランチは同僚に誘われ何かしら食べるという一定のリズムができます。しかし自宅で仕事をしていると食事のタイミングや、仕事終わりの時間を決めることができる分、どうしてもアバウトになりがちです。よって、知らず知らずのうちに体内リズムがボロボロになり、太りやすい体に。

YさんのNGポイント

- ダラダラと時間を決めずに食べる
- 夜ごはんが遅いうえ、食べてすぐ寝るため朝まったくおなかがすかない
- 起きてすぐ仕事を始めたり、コーヒーのみでごはんを食べないことから、体内時計のスイッチが押されないまま一日がスタートしている

ここを改善！

- 寝る3時間前には食事を終え、夕食は小麦や白米に頼りすぎず、肉や魚などといっしょにバランスよく食べる
- 朝は決まった時間に起きて、たんぱく質を中心とした朝食をしっかりとる
- ドライヤーをかけながらスクワット、30分に1回ストレッチをするなど、簡単な運動をとり入れる

すると…

どうしても空腹なら

あたたかい汁物を摂取

おなかがすいて眠れない場合、みそ汁やレモン白湯などあたたかいものを1杯飲めば、空腹が少しやわらぎます。スマホのブルーライトで目がさえないようにすると夜ふかし防止になります。

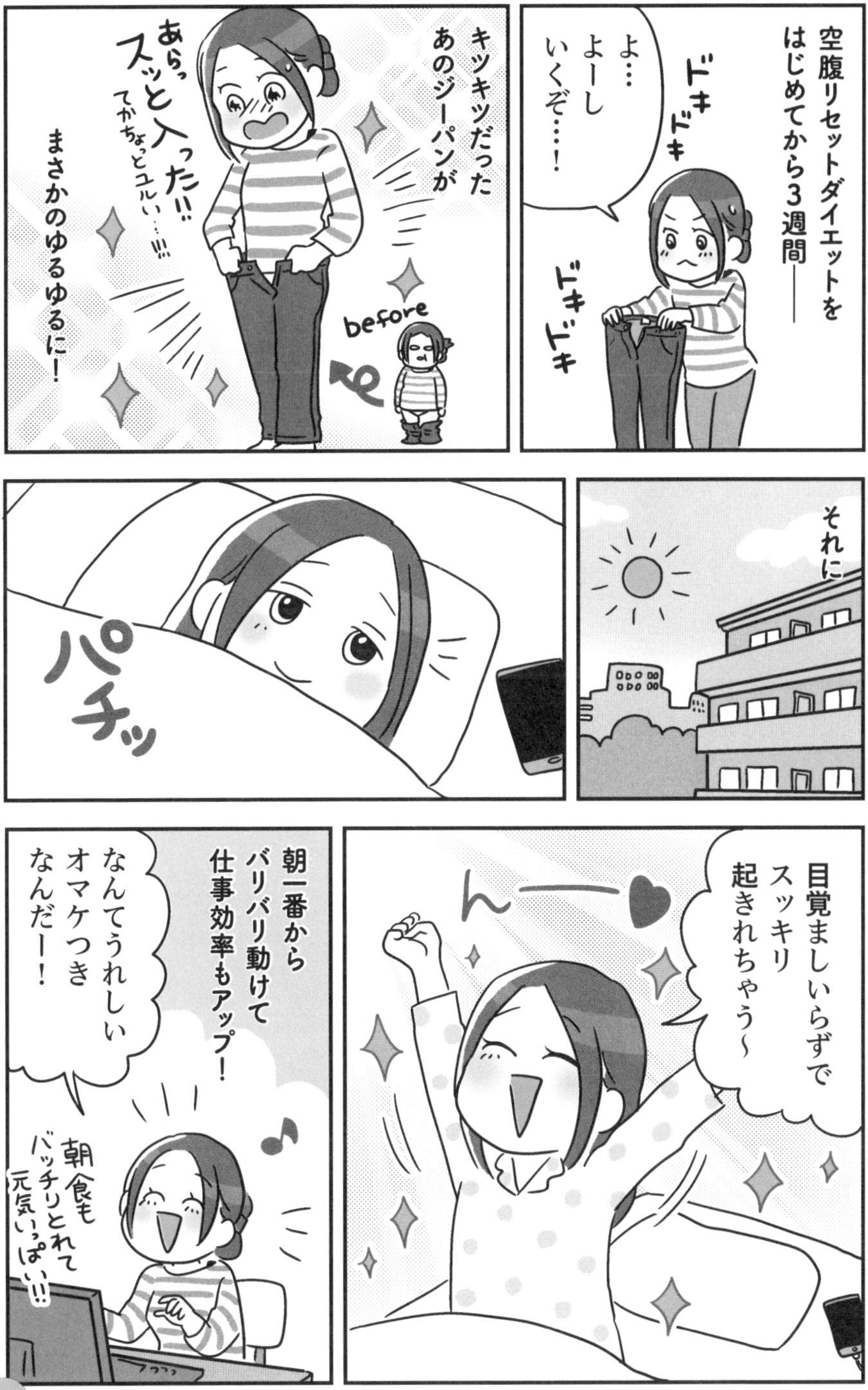
空腹リセットダイエットをはじめてから3週間——
ドキドキ
よ…よーしいくぞ…！
ドキドキ
キツキツだったあのジーパンが
あらっスッと入った!!
てかちょっとユルい…!!!
まさかのゆるゆるに！
before
それに
パチッ
目覚ましいらずでスッキリ起きれちゃう〜
ん——
朝一番からバリバリ動けて仕事効率もアップ！
なんてうれしいオマケつきなんだー！
朝食もバッチリとれて元気いっぱい!!

CASE 2

シフトでバラバラ勤務「ストレス爆食型」

〜看護師Mさん（20代後半）の場合〜


日勤夜勤と起きる時間も寝る時間もバラバラ。よって食事時間もシフトによってさまざま。

夜勤のごはんは、カップめんやおにぎり、が常態化。

休日は仕事のストレス発散に暴食に走りがち。

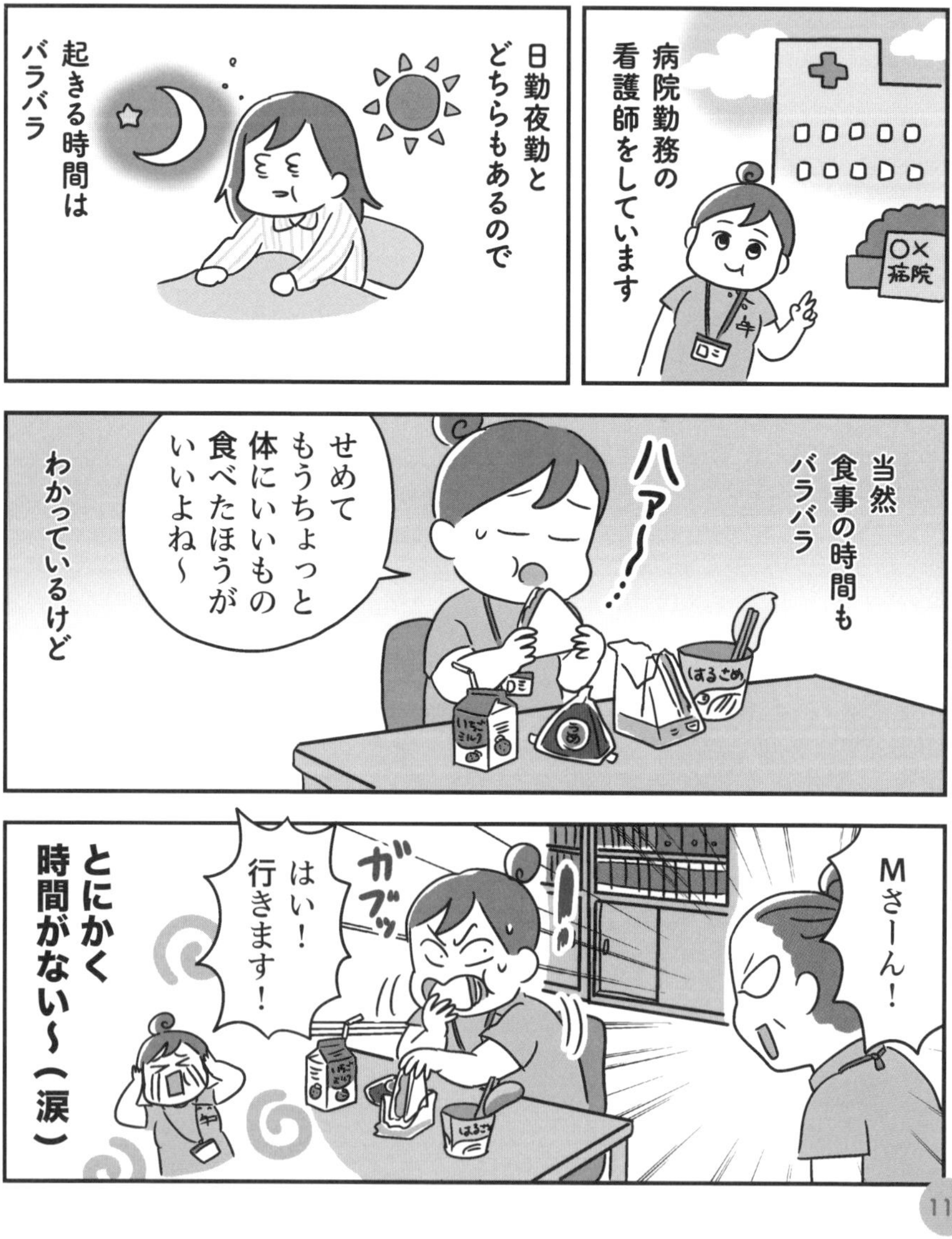
病院勤務の看護師をしています
○×病院
日勤夜勤とどちらもあるので
起きる時間はバラバラ
当然食事の時間もバラバラ
ハァ〜…
せめてもうちょっと体にいいもの食べたほうがいいよね〜
わかっているけど
はるさめ
いちごミルク
うめ
Mさーん！
ガブッ
はい！行きます！
とにかく時間がない〜（涙）

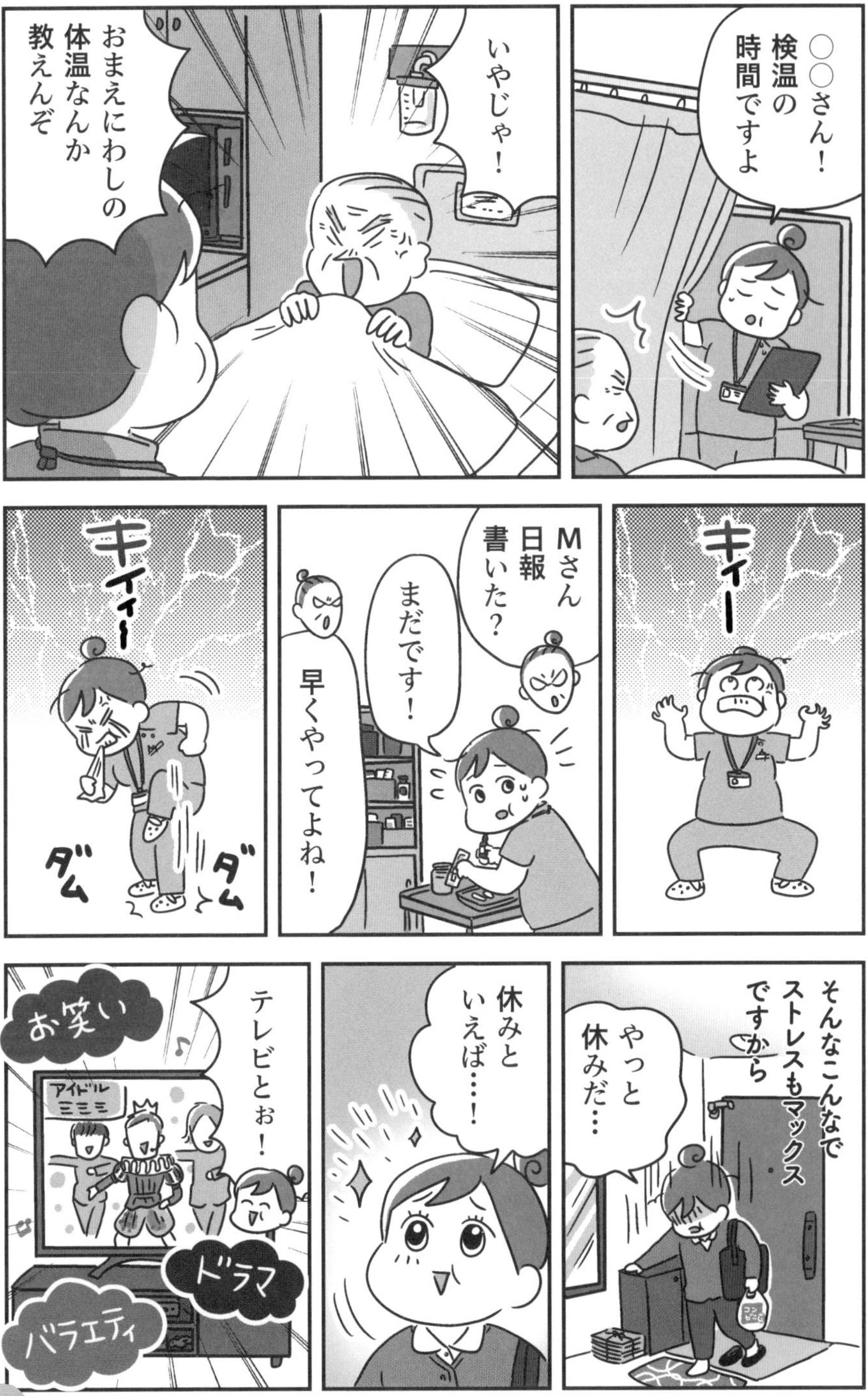
○○さん！
検温の時間ですよ
いやじゃ！
おまえにわしの体温なんか教えんぞ
キィー
Mさん日報書いた？
まだです！
早くやってよね！
キィ～
ダム
ダム
そんなこんなでストレスもマックスですから
やっと休みだ…
休みといえば…！
テレビとぉ！
お笑い
アイドル
ドラマ
バラエティ

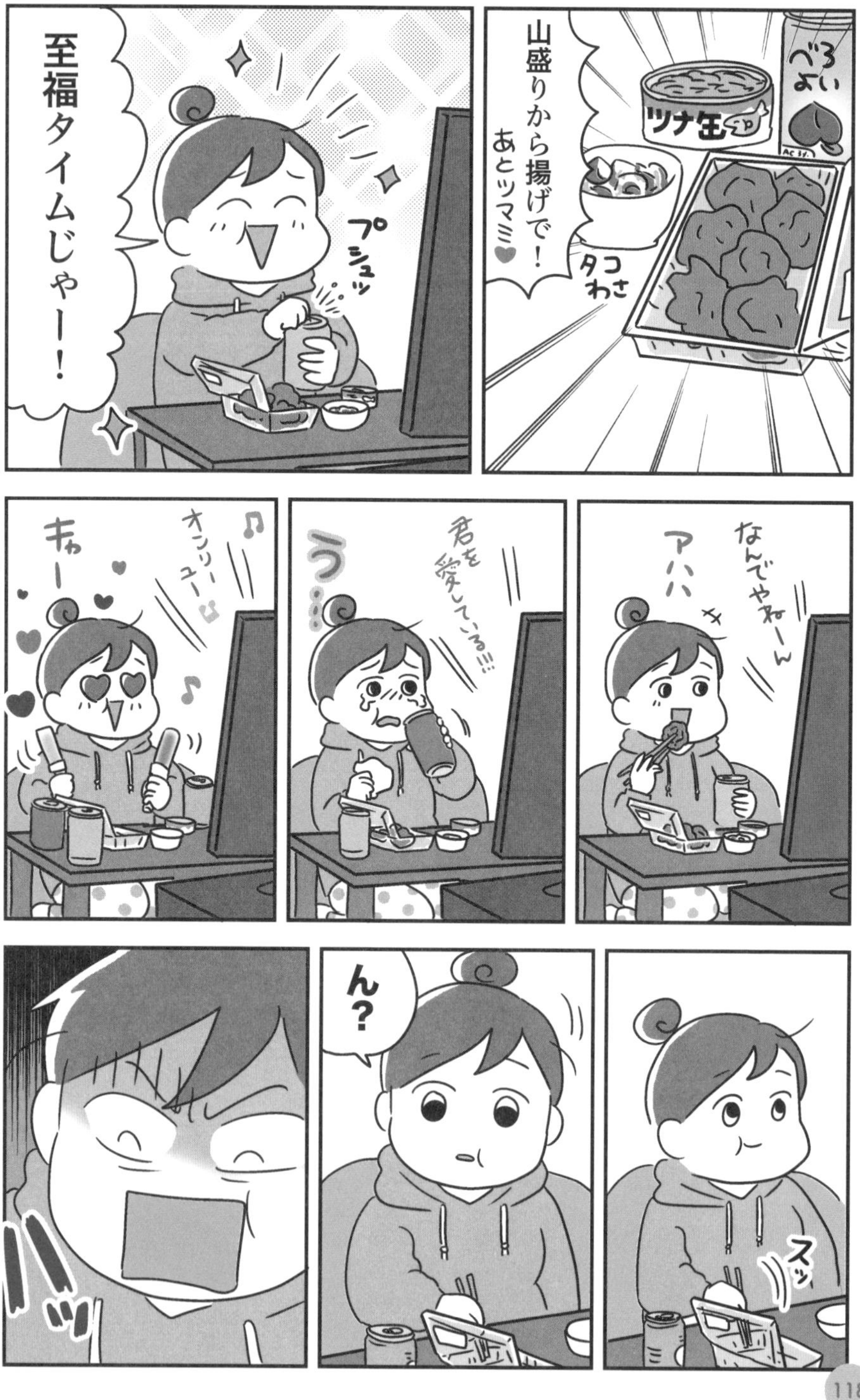
山盛りから揚げで！
あとツマミ♥
べろよい
ツナ缶
タコわさ
至福タイムじゃー！
プシュッ
なんでやねーん
アハハ
君を愛している!!!
う…
オンリーユー♪
キャー
スッ
ん？
バッ

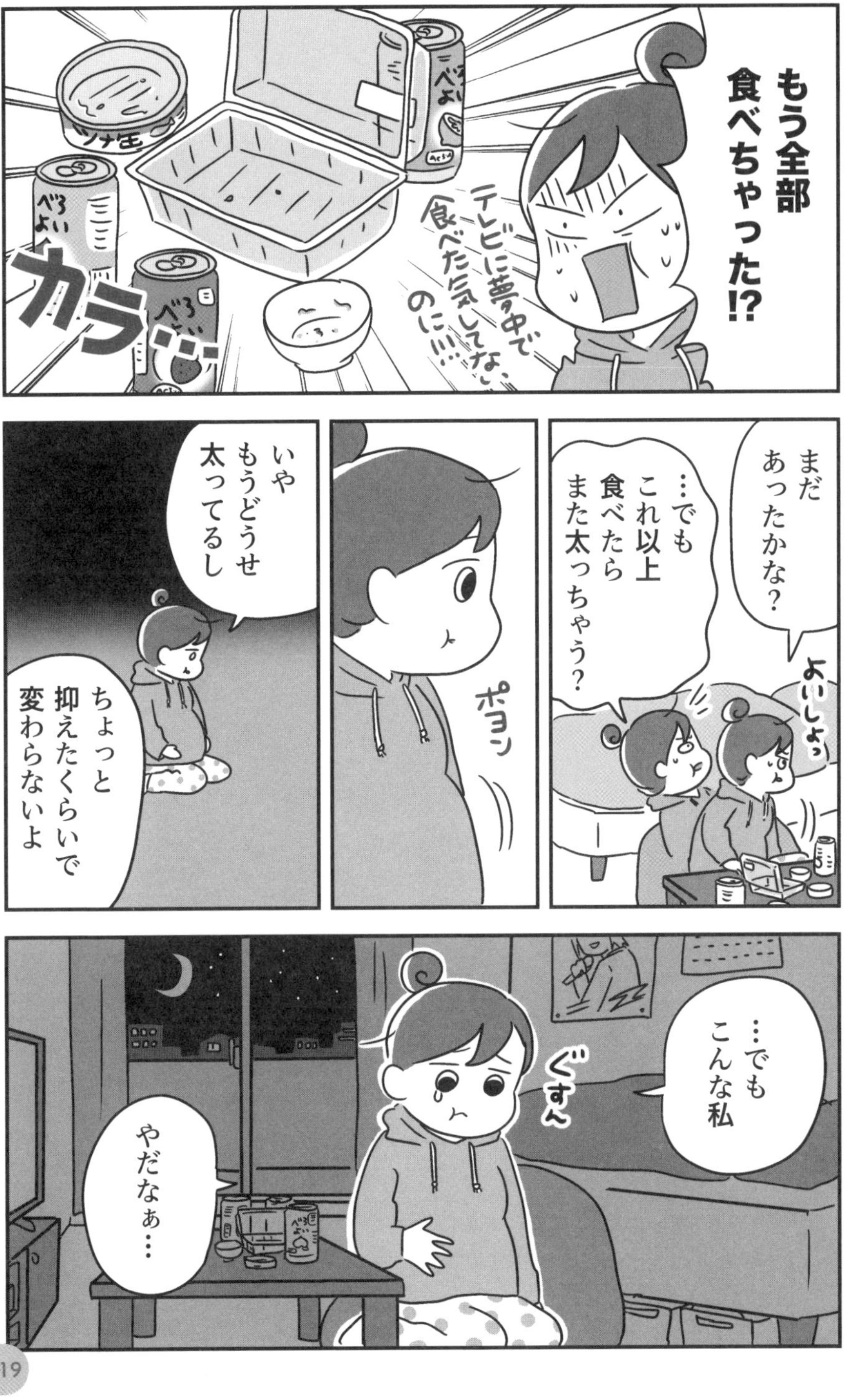
もう全部食べちゃった!?
テレビに夢中で食べた気してないのに!!!
カラ…
まだあったかな?
よいしょっ
…でもこれ以上食べたらまた太っちゃう?
ポヨン
いやもうどうせ太ってるし
ちょっと抑えたくらいで変わらないよ
…でもこんな私
ぐすん
やだなぁ…

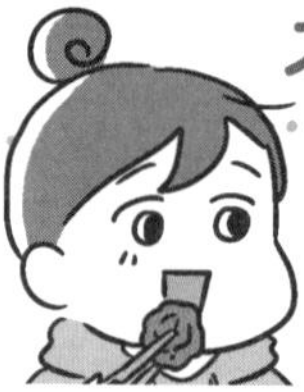

ストレス爆食型のあなたは

極端な体内時差ボケで、自律神経が乱れがち

Mさんのようなシフト勤務の人は早番や遅番、日勤や夜勤などで一定の生活リズムで生活できないこともしばしば。しっかり食べる時間をとれず、栄養に偏りのある食事になる人も多いはず。外部内部問わず、人とのかかわりの多い仕事なため、ストレスを感じることもしばしば自律神経の乱れから、さらに食生活が荒れてしまう傾向にあります。

Mさんの NG ポイント

- 時間がないという理由で、早食い
- 野菜の摂取量が極端に少なく、早く手軽に食べられる食事に頼りがち
- ストレスのはけ口に際限なくダラダラと食べる
- 休日と平日の食事内容に差がありすぎる

ここを改善！

- 休日も遅番の生活リズムに合わせて起きる時間や食べる時間を調整し、なるべく体内時差ボケを少なくする
- コンビニや外食に頼る場合、野菜ジュースを飲んだり、カット野菜を追加したり、定食スタイルを選ぶなど「主食・主菜・副菜」の構成になるようバランスよくとる

すると…

食べない時間が長くなる場合は

分食をとり入れる

昼食（セカンドミール）から夕食（サードミール）が大幅にあいてしまう場合は、干しいもや玄米おにぎりなど食物繊維の多いものをとったり、夕食の一部をつまんだりし、血糖値を上げないように心がけるといいです。

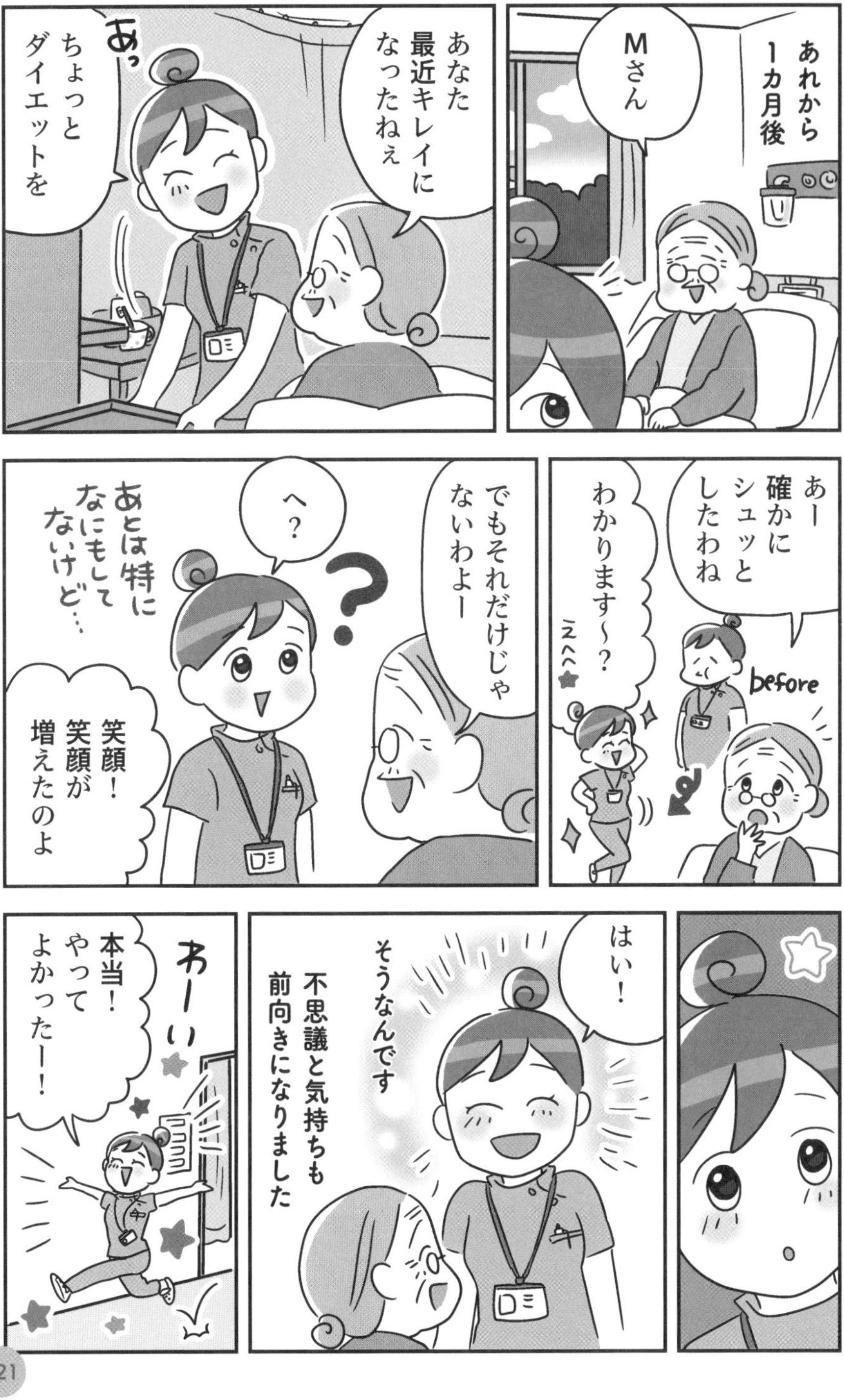
あれから
1カ月後
Mさん
あなた
最近キレイに
なったねえ
あっ
ちょっと
ダイエットを
あー
確かに
シュッと
したわね
before
わかります～？
えへへ
でもそれだけじゃ
ないわよー
へ？
あとは特に
なにもして
ないけど…
笑顔！
笑顔が
増えたのよ
はい！
そうなんです
不思議と気持ちも
前向きになりました
わーい
本当！
やって
よかったー！

CASE 3

定時勤務だけど「間食とりすぎ型」

～銀行員Rさん（40代後半）の場合～

9時出社、18時定時退社と比較的規則正しいリズム。しかしランチは外食が中心で、コスパのいいランチに頼りがち。コンビニお菓子を休憩時間に食べるのが習慣で、一日の平均摂取カロリーオーバーもしばしば。

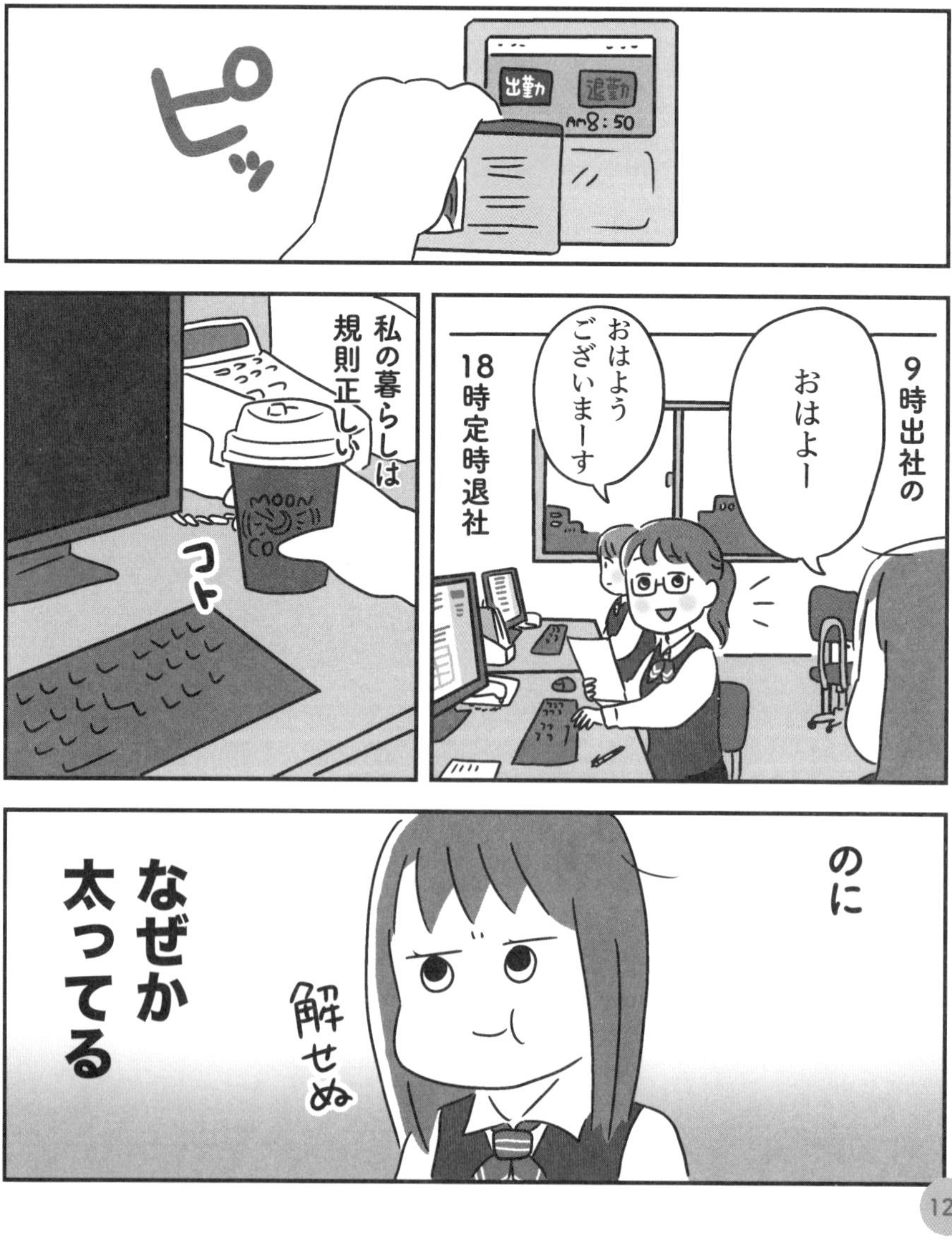
ピッ
出勤
退勤
AM8:50
9時出社の
おはよー
おはようございまーす
18時定時退社
私の暮らしは規則正しい
コト
のに
なぜか太ってる
解せぬ

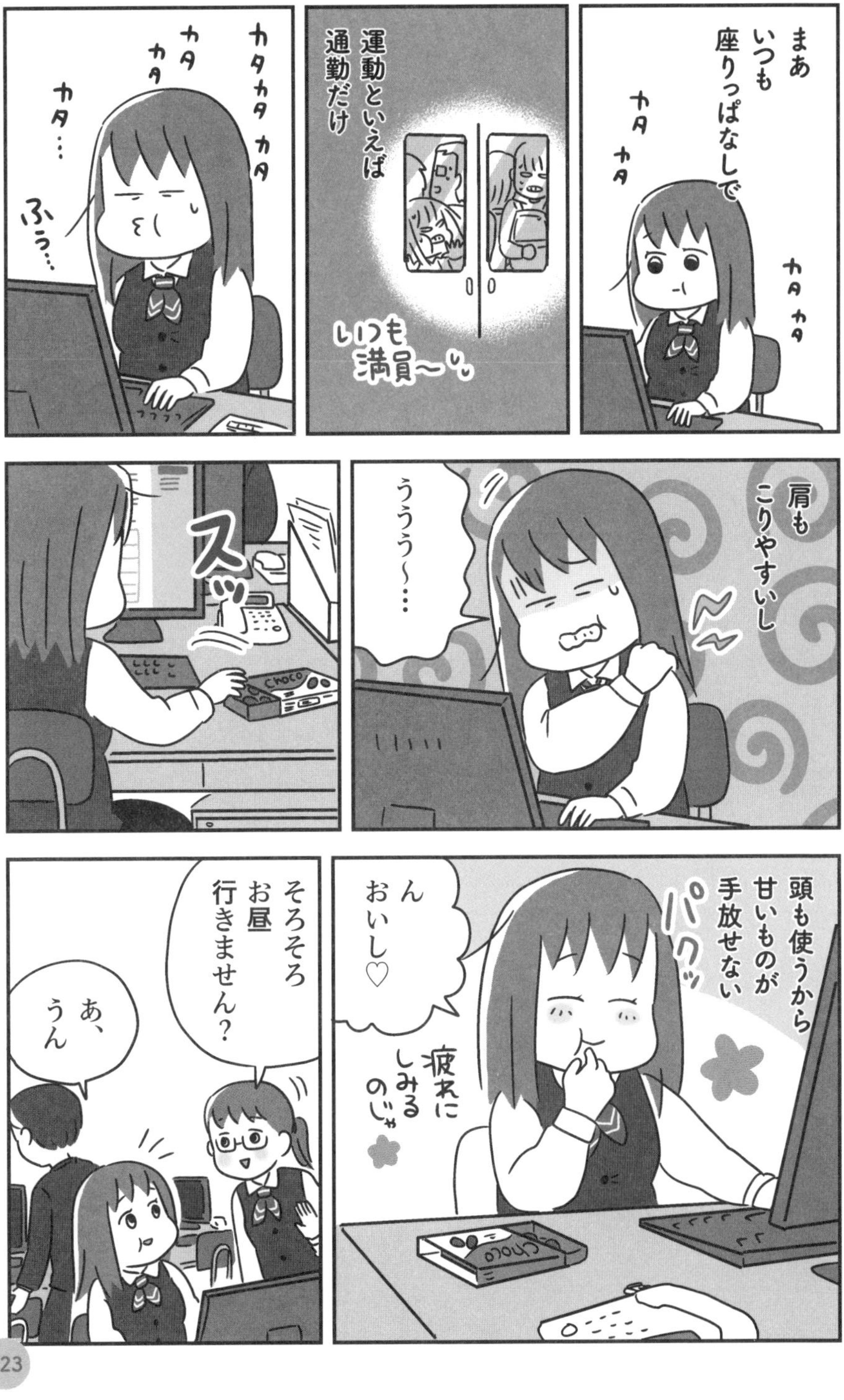
まあ
いつも
座りっぱなしで
カタ
カタ
カタ カタ
運動といえば
通勤だけ
いつも
満員～
カタカタ カタカタ
カタ
カタ
カタ…
ふぅ…
肩も
こりやすいし
ううう～…
スッ
Choco
頭も使うから
甘いものが
手放せない
パクッ
ん
おいしし♡
疲れに
しみる
のじゃ
Choco
そろそろ
お昼
行きません？
あ、
うん

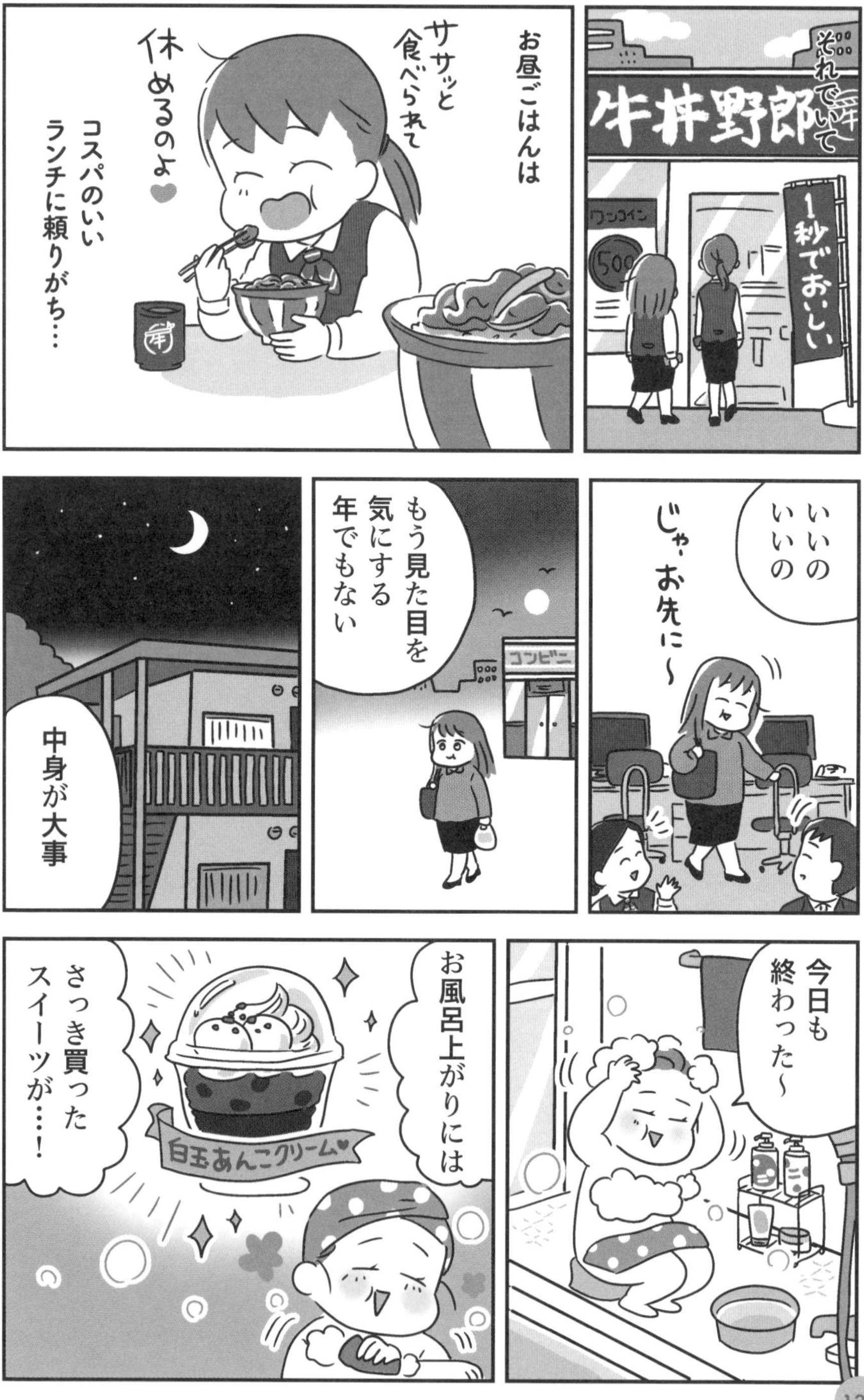
それでいて
牛丼野郎
ワンコイン
500
1秒でおいしい
お昼ごはんは
ササッと食べられて休めるのよ♥
コスパのいいランチに頼りがち…
いいのいいの
じゃ、お先に〜
コンビニ
もう見た目を気にする年でもない
中身が大事
今日も終わった〜
お風呂上がりには
さっき買ったスイーツが…!
白玉あんこクリーム♥

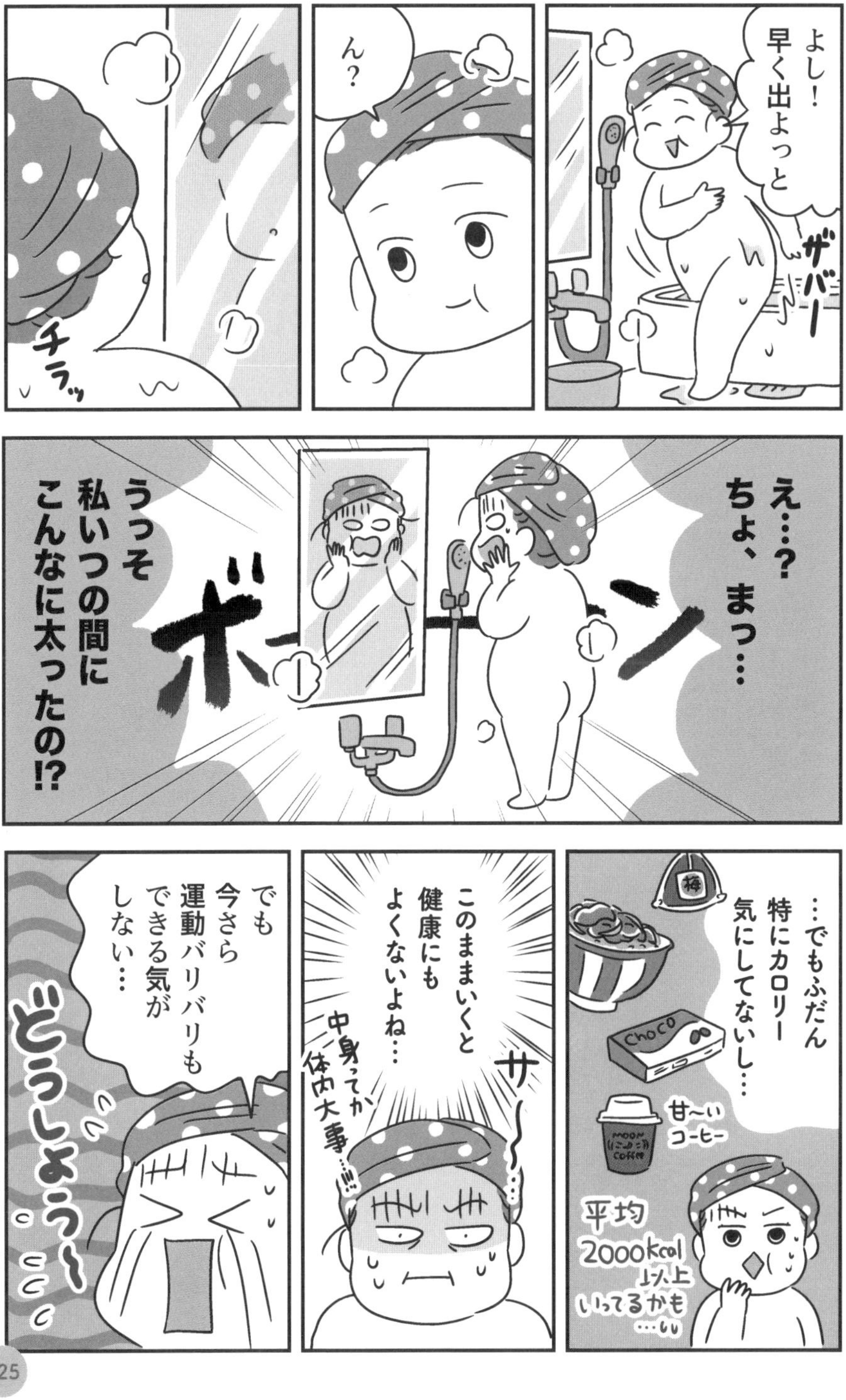
よし！早く出よっと
ザバー
ん？
チラッ
え…？ちょ、まっ…
ボーン
うっそ私いつの間にこんなに太ったの!?
…でもふだん特にカロリー気にしてないし…
梅
Choco
甘〜いコーヒー
平均2000kcal以上いってるかも…
このままいくと健康にもよくないよね…
中身ってか体内大事…!!
サー
でも今さら運動バリバリもできる気がしない…
どうしよう〜

間食とりすぎ型のあなたは

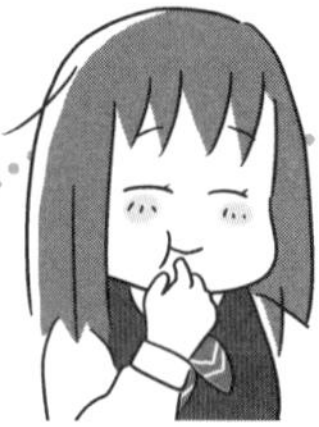

血糖値が常に高い状況で、太りやすい体に

9時に仕事がスタート、18時にはきっかり仕事が終わる定時勤務の人でも、食べる時間やその内容に偏りがある場合は太りやすい体に。特に、休憩中に甘いものを食べたり、仕事中に清涼飲料水や甘いミルクコーヒーを飲む習慣がある場合、また食後のデザートがお決まりといった人は要注意です。血糖値が上がりっぱなしで、寝ても疲れがとれなかったり、ちょっとしたことで太ってしまう体質に。

RさんのNGポイント

- ランチのセレクトが手軽な単品で、バランスが悪い
- 手の届くところにお菓子がある
- 夕食後のデザートで血糖値が急上昇している

ここを改善！

- 主食：主菜：副菜＝3:2:1になるように、昼は定食を選んだり、ワンプレートにする場合はサラダプレートにするなど工夫する
- 寝る3時間前までには食事を終えて、低糖質の食事で満腹にする

すると…

口さびしくなったら

食物繊維や適度な糖質を含んだおやつを

間食をする場合、干しいもやグラノーラなど、食物繊維や適度に糖質が含まれているものにすると、より血糖値の上昇が安定し、太りにくい体になります。

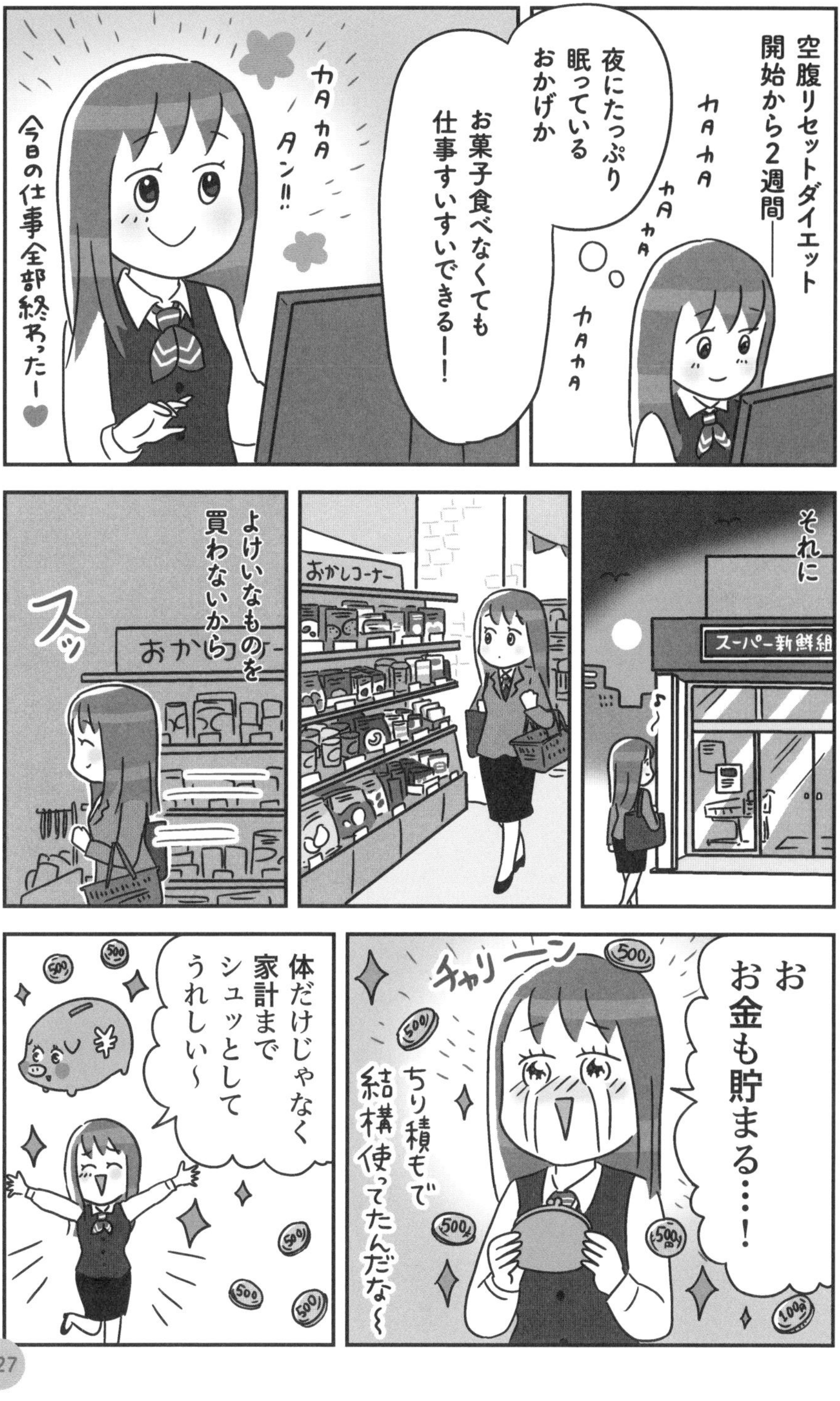

空腹リセットダイエット開始から2週間――
カタカタ
カタカタ
カタカタ
夜にたっぷり眠っているおかげか
お菓子食べなくても仕事すいすいできるー！
カタカタ
タン!!
今日の仕事全部終わったー♥
それに
スーパー新鮮組
ふ～
おかしコーナー
よけいなものを買わないから
スッ
おかし
お
お金も貯まる…！
チャリーン
ちり積もで結構使ってたんだな～
体だけじゃなく家計までシュッとしてうれしい～

CASE 4

子育てまっただなか「食事テキトー型」

～小学校低学年の子をもつ共働きYさん（40代）の場合～

小学生の子どもを育てながら、子どもの食べ残しを食べるのが日常茶飯事。
育児と仕事の両立で、自分の食事に集中できない。
出産以降やせるタイミングをのがしている。

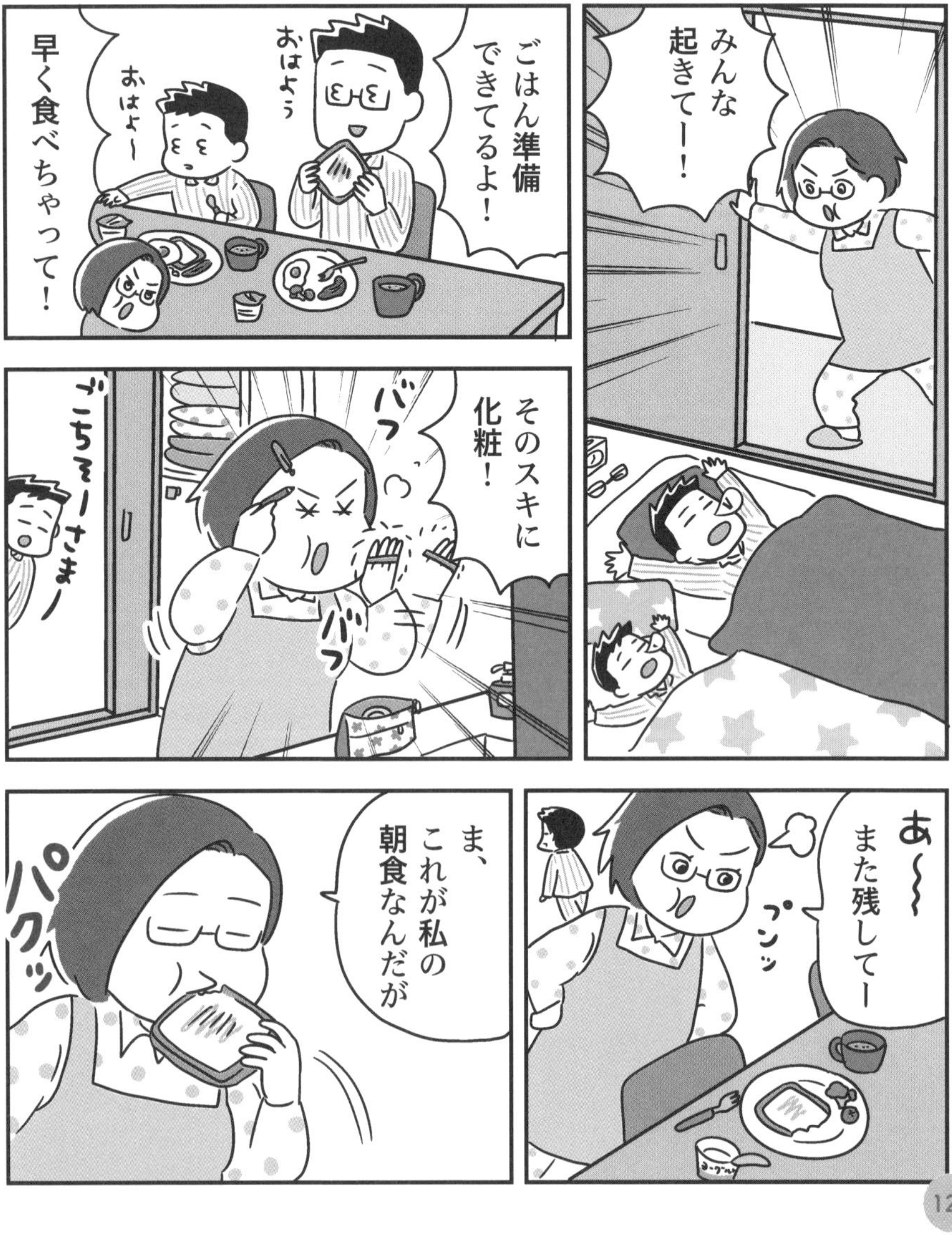
みんな起きてー！
ごはん準備できてるよ！
おはよう
おはよ～
早く食べちゃって！
そのスキに化粧！
パフ
パフ
ごちそーさまー
あ～～また残してー
プンッ
ま、これが私の朝食なんだが
パクッ

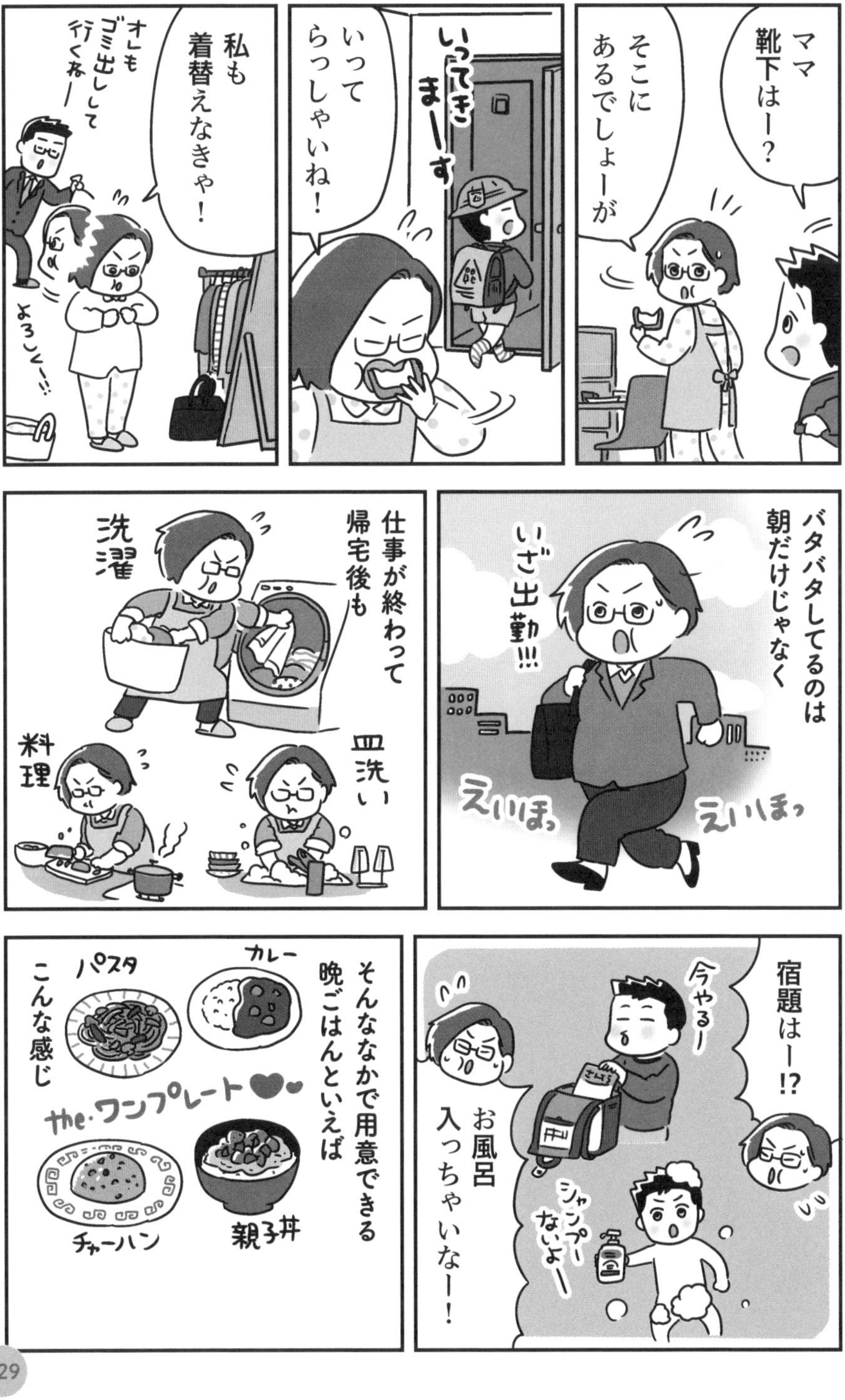
ママ
靴下はー？
そこにあるでしょーが
いってきまーす
いってらっしゃいね！
私も着替えなきゃ！
オレもゴミ出しして行くなー
よろしくー!!
バタバタしてるのは朝だけじゃなく
いざ出勤!!!
えいほっ
えいほっ
仕事が終わって帰宅後も
洗濯
料理
皿洗い
宿題はー!?
今やるー
お風呂入っちゃいなー！
シャンプーないよー
そんななかで用意できる晩ごはんといえば
カレー
パスタ
こんな感じ
the・ワンプレート
チャーハン
親子丼

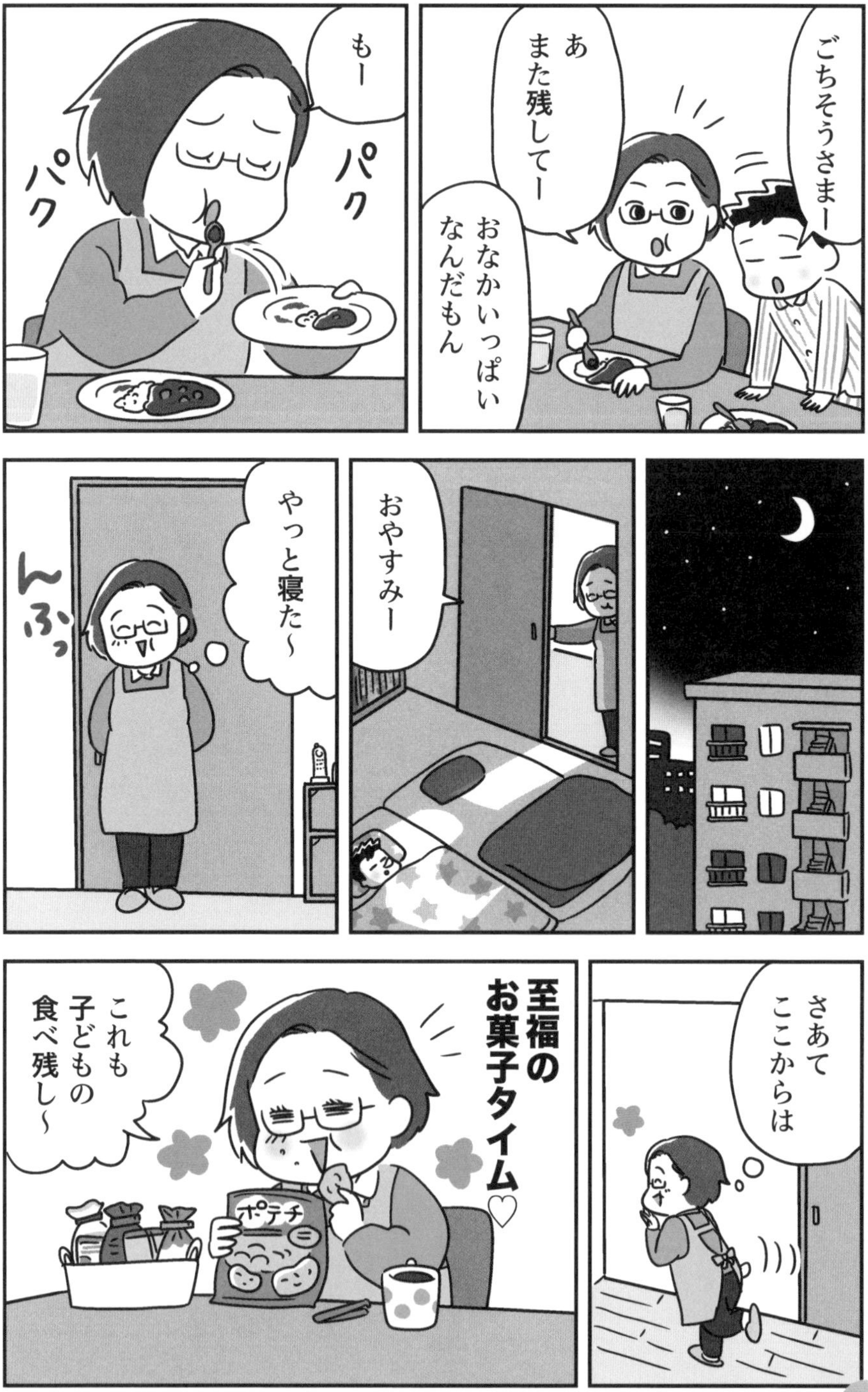

ごちそうさまー
あ また残してー
おなかいっぱい なんだもん
もー
パク パク
おやすみー
やっと寝た～
んふっ
さあて ここからは
至福のお菓子タイム♡
これも子どもの食べ残し～
ポテチ

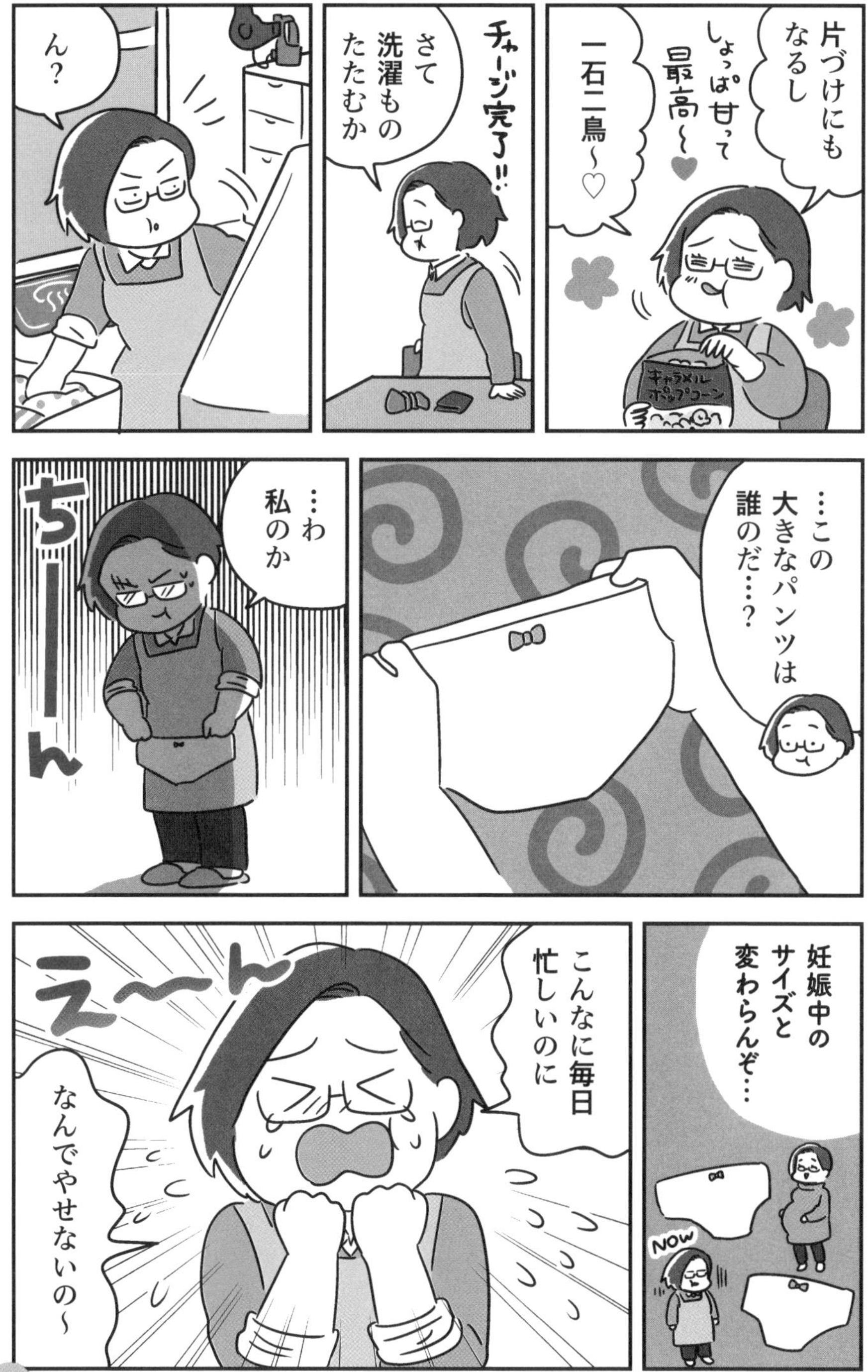

片づけにもなるし
しょっぱ甘って最高～
一石二鳥～♡
キャラメルポップコーン
チャージ完了!!
さて洗濯ものたたむか
ん？
…この大きなパンツは誰のだ…？
…わ私のか
ち－－ん
妊娠中のサイズと変わらんぞ…
NOW
こんなに忙しいのに毎日
え～ん
なんでやせないの～

食事テキトー型のあなたは

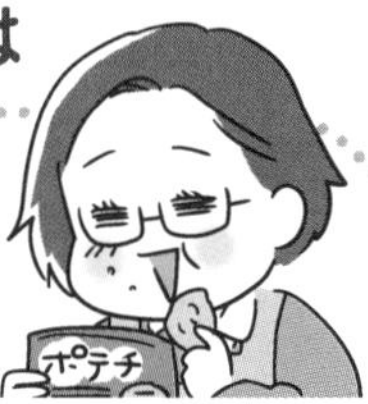

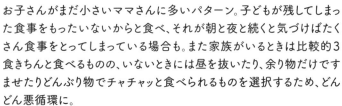

家族の1.5倍の食事を食べているかも

お子さんがまだ小さいママさんに多いパターン。子どもが残してしまった食事をもったいないからと食べ、それが朝と夜と続くと気づけばたくさん食事をとってしまっている場合も。また家族がいるときは比較的3食きちんと食べるものの、いないときには昼を抜いたり、余り物だけですませたりどんぶり物でチャチャッと食べられるものを選択するため、どんどん悪循環に。

YさんのNGポイント

- 子どもの食べ残しを最後まで食べきっている
- 夜こっそりおやつを食べることが常態化し、その内容も子どもに合わせたスナックが中心
- 際限なくいろんなものを食べている

ここを改善!

- 子どもの食べ残しは、朝なら夕食、夕食なら朝食に出すなどし、自分で食べてもらうように心がける
- 子どもとおやつを食べる場合、スナック菓子などは避けて自分はナッツや干しいもなどにする
- 家族が外出して、一人のときも3食とるようにし、昼を抜いてお菓子に頼るなどしない

すると…

子どもの食べ残しが気になるなら

食べられる量を聞く

食べ残してしまう理由が把握できていないから。子どもに「どれくらい食べる?」と量を聞いてから盛りつけることが大切です。前日の夕食の一部を翌朝にまわし、食べる量を調節したり、残さない習慣づくりに。

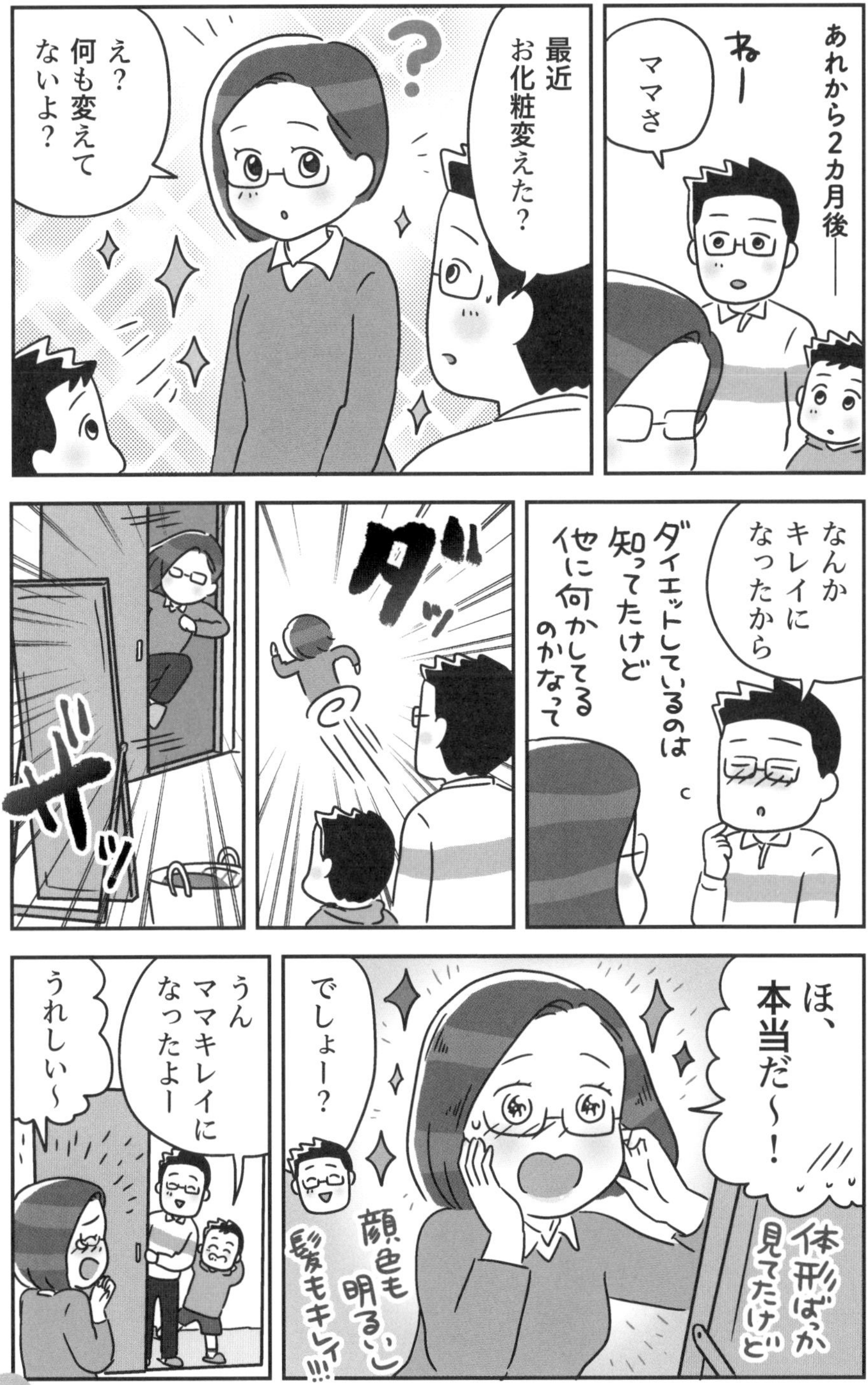
あれから2カ月後――
ねー
ママさ
最近
お化粧変えた？
え？
何も変えて
ないよ？
なんか
キレイに
なったから
ダイエットしているのは
知ってたけど
他に何かしてる
のかなって
ダッ
ザッ
ほ、
本当だ～！
体形ばっか
見てたけど
顔色も
明るいし
髪もキレイ!!!
でしょー？
うん
ママキレイに
なったよー
うれしい～

part 5

＼私たちもやってみた！／

空腹リセットダイエット体験記

本当にこれだけでやせるの？ と思う人も多いはず。そこでモニター3名が実際に空腹リセットダイエットにチャレンジしました！　2週間で－2kgという結果も。ぜひリアルな体験を参考にあなたもチャレンジしてみてください！

共通ルール

1 起きる時間と寝る時間は、極力毎日いっしょにする

2 3食をしっかりとる

3 朝食はボリューミーに、魚を中心としたんぱく質を多くとる

4 食べたものを間食も含めて撮影する

モニタープロフィール

エントリーNo. 1 うさこさん

産後から
全然やせません

< データ >

身長	149cm
体重	55.5kg
ウエスト	83cm
職業	専業主婦

< 一日の生活リズム >

空腹リセット前	朝6時半、二度寝し9時起床
	就寝0時
空腹リセット中	朝6時半起床
	就寝 23時

エントリーNo. 2 ひふみさん

朝ごはんが
食べられないため、
代謝が悪く、やせにくい

< データ >

身長	155cm
体重	55.0kg
ウエスト	77cm
職業	事務職

< 一日の生活リズム >

空腹リセット前	朝7時20分起床
	就寝0時半
空腹リセット中	朝10時起床
	就寝 23時半

エントリーNo. 3 とらまるママさん

夜型が常態化、
30代を迎え
やせにくくなってきた

< データ >

身長	157cm
体重	58.0kg
ウエスト	85cm
職業	書籍編集者

< 一日の生活リズム >

空腹リセット前	朝8時起床
	就寝0時～深夜1時
空腹リセット中	朝5時起床
	就寝 22時

エントリーNo.1

うさこさん

−1.7kg

＜結果＞

実施期間	4週間
体重	53.8kg（−1.7kg）
ウエスト	81cm（−2cm）

産後やせることがなかなかできなかったといううさこさん。
年末最初の記録が10日間で−1.7kgの好結果でしたが、
正月明けに再トライする運びに！
正月太りでややリバウンドぎみだったものの、2週間で元に
戻すという好結果。

ある日の朝ごはん

バランスよく魚を中心にボリューミーに！ 白米をしっかり食べるなど、糖質もほどよく摂取することを意識しました。

実践ポイント

納豆やヨーグルトを追加し、プラスたんぱく質

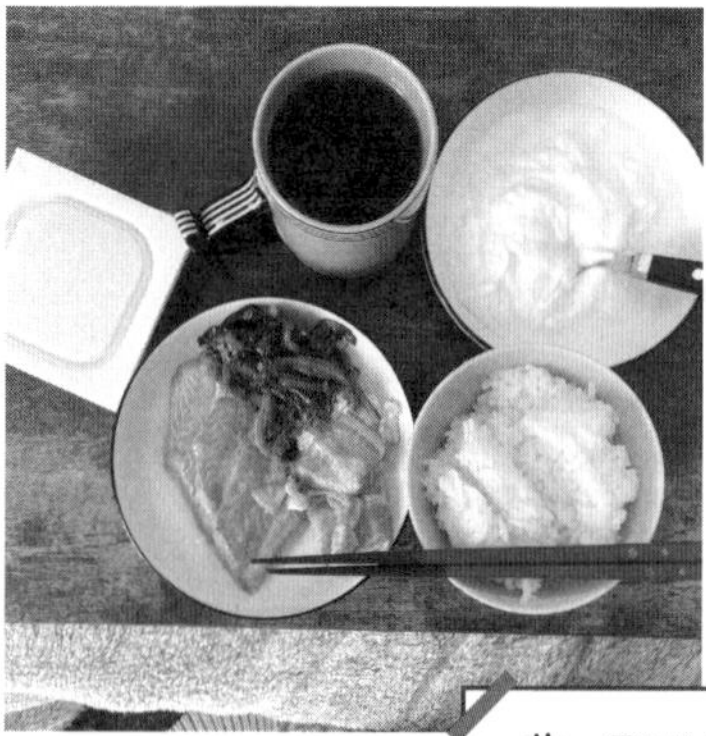

・サーモンソテー
・ベーコンのスクランブルエッグ
・白米
・納豆
・ヨーグルト
・コーヒー

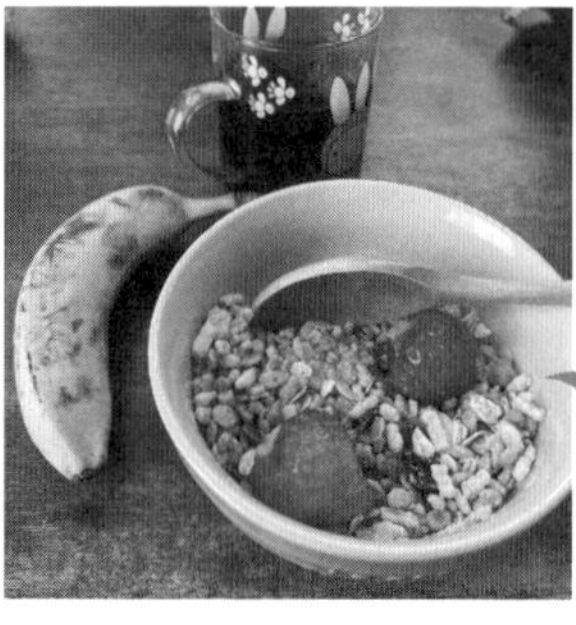

朝フルーツグラノーラをプラスして、おなかも絶好調♫

しっかり3食食べることを意識

朝食抜きの日もしばしば。また、つい炭水化物をとりすぎる傾向にあったため、とりあえず朝と昼は炭水化物もガマンせずに摂取。そのかわり夜は鍋などを多くし、野菜を積極的にとるように努めました！

ある日の夜ごはん

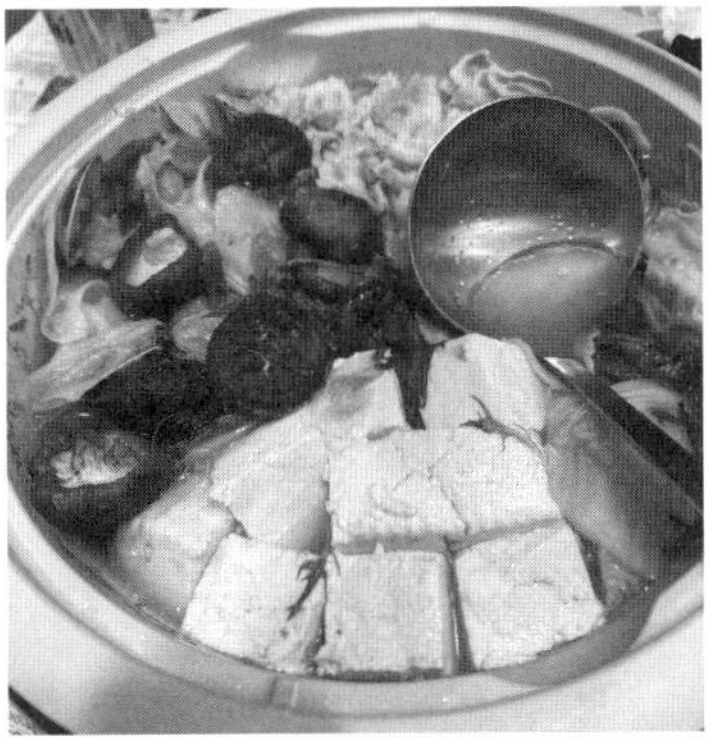

野菜に豊富なむくみ解消に効果のあるカリウムや、たんぱく質豊富な肉や豆腐を、鍋で手軽にとるよう工夫。

実践ポイント

シメのうどんは次の日の昼にまわして、夜の糖質摂取を意識的にコントロールしました！

ある日の昼ごはん

・ミートドリア
・ゆでブロッコリー

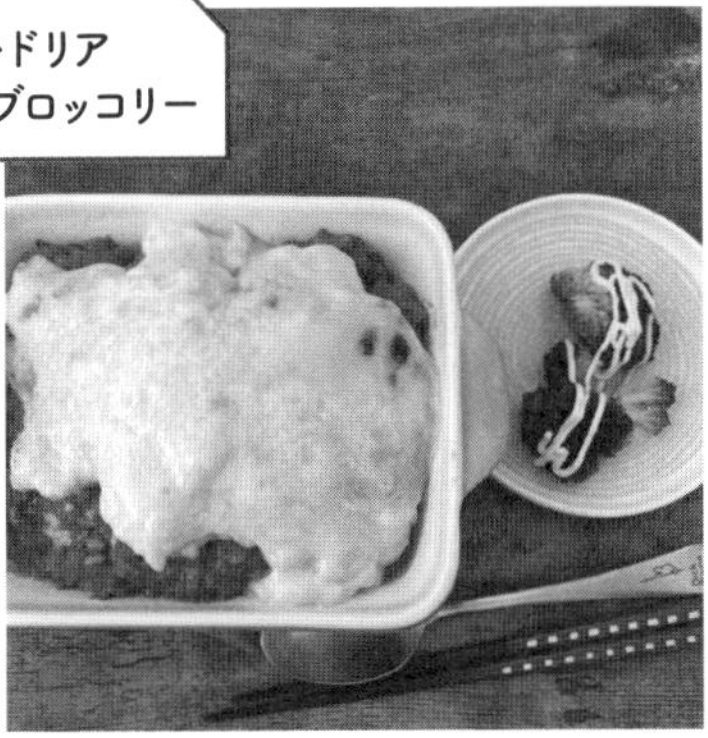

昼食は好きなものをたっぷりと！　揚げ物やファストフードに頼りすぎなければ、神経質にならなくてもOK。

感想

朝自然と目が覚めるようになりました！
二度寝もなくなりうれしい。また体重が減って新しい服も買うようになりました。

ちょっとした運動も

適度な運動をプラスするとより脂肪燃焼度がアップする空腹リセットダイエット。ドローイングや前からやっていたお気に入りのYouTubeコンテンツを見ながらエクササイズも導入！　自転車でしていたちょっとした移動を、徒歩にするなどしました。

エントリーNo.2

ひふみさん

−1.0kg

＜結果＞

実施期間	1週間
体重	54.0kg（−1.0kg）
ウエスト	75.5cm（−1.5cm）

1週間の短期トライアルだったひふみさん。
もともと運動はしているものの、朝ごはんを食べない習慣で
代謝がダウンし、やせにくい体に。
朝ごはんの比重を多くして、バランスよく食べるよう意識したところ
1週間のトライでしっかり結果が出ました。

ある日の昼ごはん

低GLのそばをセレクト！ 高たんぱくな鴨肉と、ねぎやほうれんそうといった野菜もオン。

実践ポイント

野菜ジュースをプラスして野菜不足を回避。野菜を山盛り食べなくても、効率よく栄養を吸収できました。

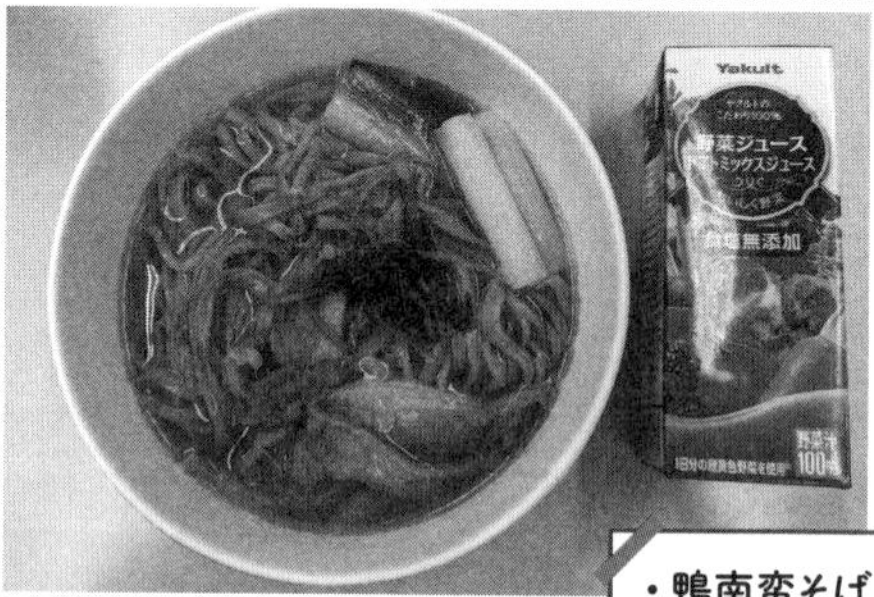

・鴨南蛮そば
・野菜ジュース

感想

こんなに食べて、やせたのは驚きです！ 夕食の一品を朝に回すことで朝食作りの手間を省けてラッキー。ふだんの生活にとり入れることができる方法だったのでよかったです。

スキップしがちな朝ごはんをしっかり食べる！

朝ごはんを抜いてしまう、むしろ食べられないというひふみさん。食生活がどうしても乱れがちだったのですが、意識して「しっかり食べる」を目標にトライしました。

ある日の夜ごはん

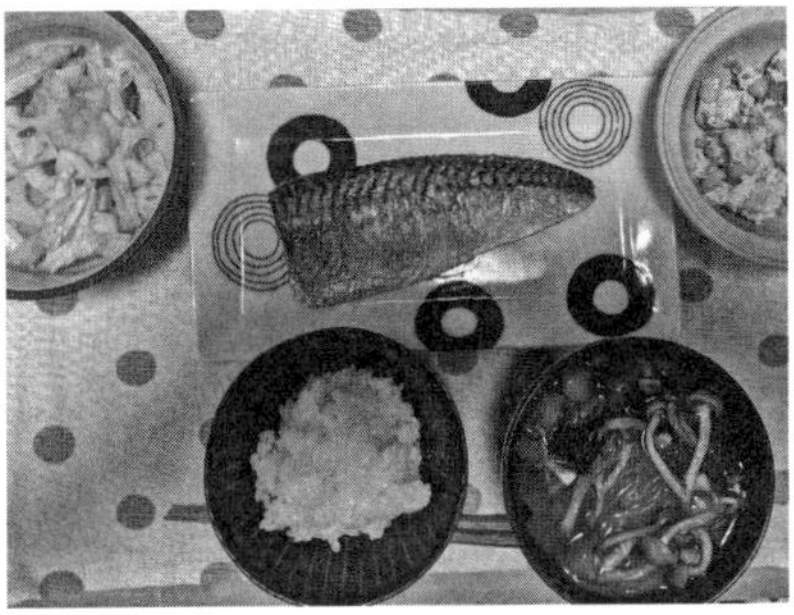

- さばの塩焼き
- れんこんと白菜のあえ物
- 白米
- なめこと春雨のみそ汁
- 大豆のおからあえ

ごはんの量を少なめにし、おかずを充実！魚のほか大豆食品でたんぱく質をたっぷりとるようにしたりと意識。

ある日の朝ごはん

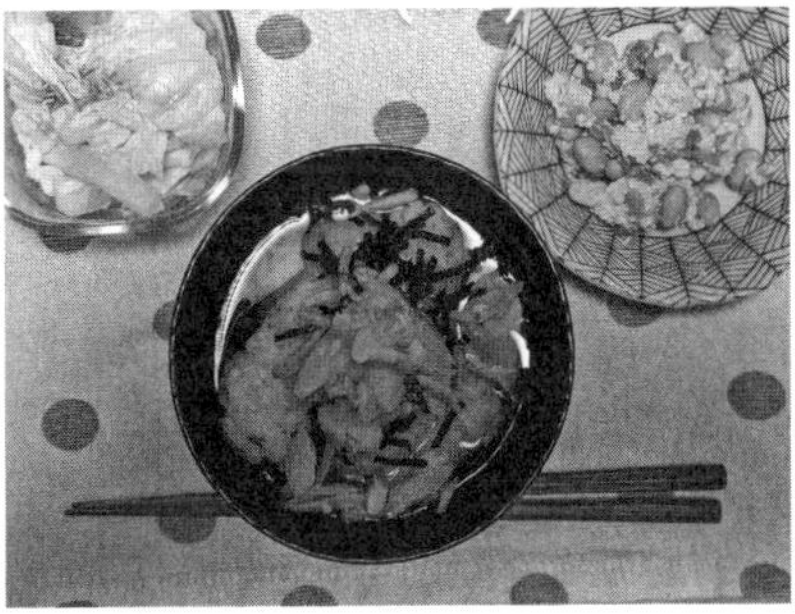

- 鮭茶漬け
- 白菜のサラダ
- 大豆のおからあえ

初めはみかん1個などでしたが、しだいに量が食べられるように。お茶漬けにし、朝でも手軽に糖質とたんぱく質をとるよう工夫。

実践ポイント

前日の夕食のいり豆を朝に食べ、夜の食べすぎ防止にも。

エントリーNo.3

とらまるママさん

−1.5kg

＜結果＞

実施期間	3週間
体重	56.5kg（−1.5kg）
ウエスト	84cm（−1cm）

仕事柄、不規則なルーティンになりがちなとらまるママさん。
今回は仕事を夜7時くらいには切り上げ、
11時には寝るように意識しました。
結果、朝は6時くらいには自然に目覚めるように。
するとむくみがとれて長年の悩みだった肌荒れが改善しました！

ある日の朝ごはん

準備時間短縮のため、しらすごはんをチョイス。大根おろしでカリウム摂取も心がけむくみ解消に。

実践ポイント

もち麦ごはんにし、腸活を意識！

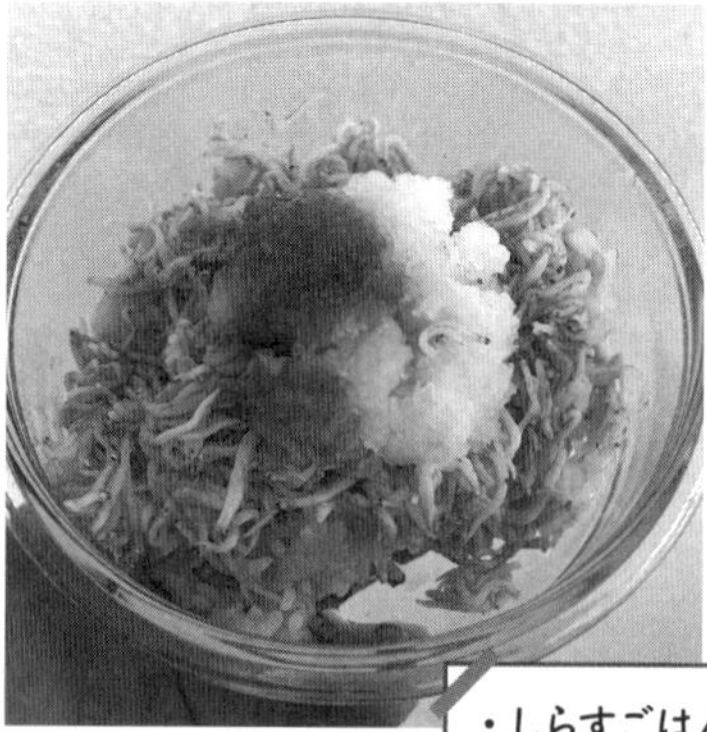

・しらすごはん
・アボカドととろろ昆布のみそ汁

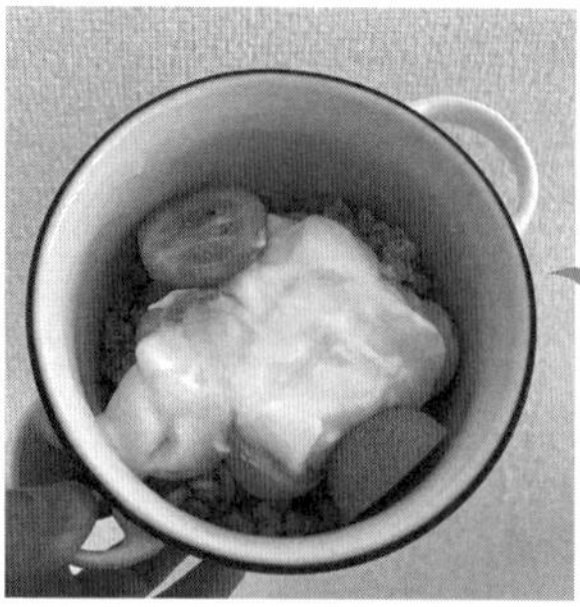

きんかんグラノーラヨーグルトをプラス

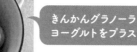

果物の甘さのおかげで、砂糖は加えずに食べました。

夜型から朝型へ切りかえ！

ただでさえ夜ごはんが22時を回ってしまうことが多いうえ、ファストフード好きと夜型の「いけない相互作用」でうっかり20代から3～4kg増加。まずは朝しっかり起きて、夜早めに寝る生活を意識。

ある日の夜ごはん

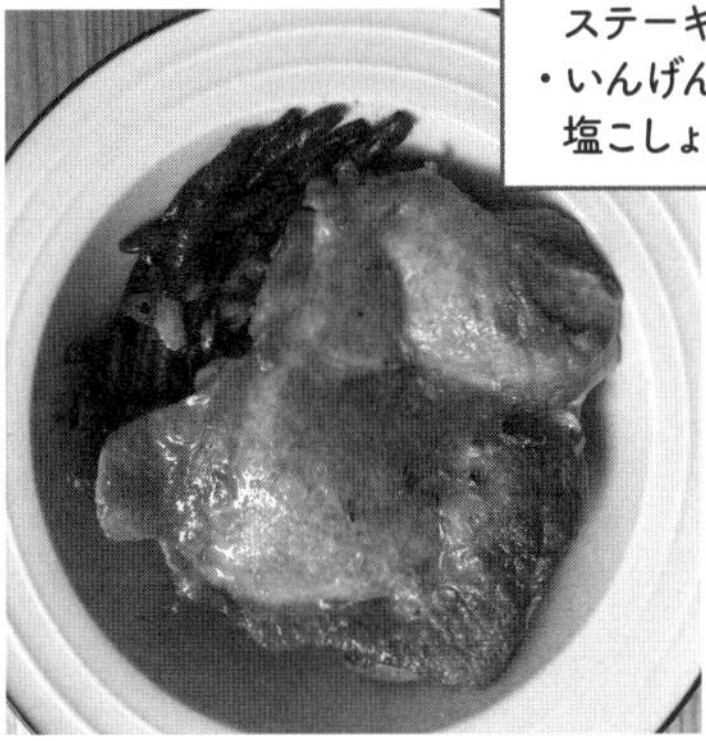

・チキンガーリックステーキ
・いんげんの塩こしょう炒め

腹もちのいいチキンガーリックステーキで、エネルギーチャージ！　添えてあるいんげんも気持ち多めにし、しっかり野菜もプラス。

実践ポイント

血糖値が上がらないよう、低糖質かつボリューミーにするよう心がけました。

ある日の昼ごはん

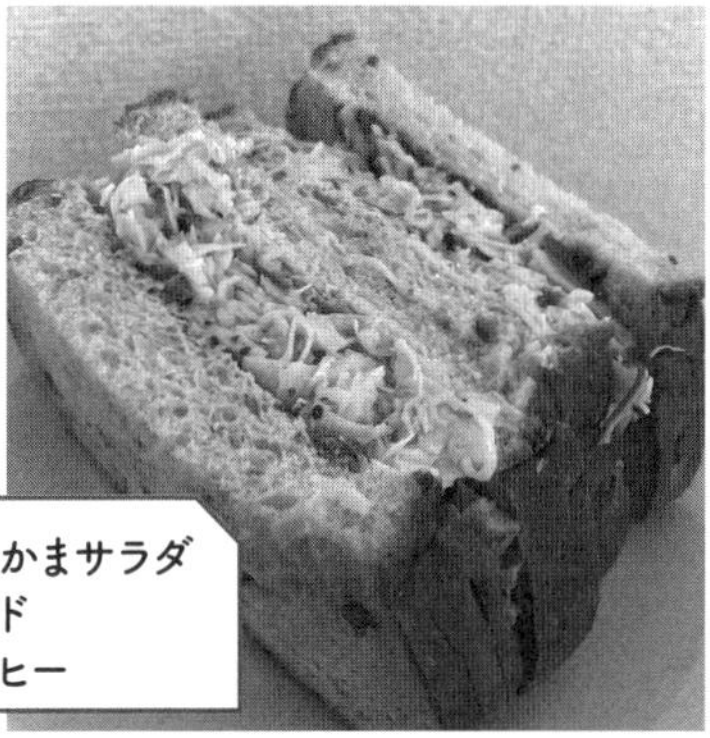

・かにかまサラダサンド
・コーヒー

かにかま入りコールスローを大麦食パンでサンド。コンビニのせん切りキャベツを活用し、昼も野菜不足にならないようにしました。

実践ポイント

サンドイッチを分解したとき、主食と主菜と副菜がバランスよく入っているようイメージ。

感想

肌の状態がよくなりました！
とにかく肌の調子がよく、つややかに。身近な人に、顔まわりがシュッとしたね！と言ってもらえるほど、むくみというむくみがとれました。

ちょっとした運動も

リンパを流したり、筋膜ローラーを使って体をほぐすようにしました。代謝がよりアップし、いっそうむくみ解消促進に。

おわりに

本書を手にし、最後までお読みいただきありがとうございます。

「空腹リセットダイエット」は、私が研究している「時間栄養学」をもとにしています。これは「いつ、何を食べるか」というもので、同じ食事でも食べる時間帯によって作用が変わってくることがわかってきています。

腸を整えるには発酵食品をとったほうがいい、筋肉をつけるにはたんぱく質、肌荒れにはビタミン。体にとっていい食べ物の情報は浸透してきています。そこに「いつ」という時間軸を加えて、体のリズムを整え、健康的な体を育むのが「時間栄養学」の目的です。

健康的にやせるためには「1日3食を規則正しく食べる」。これに尽きるのですが、時間に追われる現代人にとっては難しいことでもあります。

夜、活動的だった人が朝にシフトするのは、確かに大変です。しかし、夜の生活に慣れていったように、朝の生活にも徐々に慣れていきます。そのために必要なのが朝食です。生活習慣づくりのために文部科学省が推奨しているのが「早寝、早起き、朝ごはん」。さまざまな調査において、朝食を食べるほうが学力、体力、仕事の効率ともに優れた結果が出ています。それだけ朝食の重要性が高いといえます。

ここまであれこれとお伝えしてきましたが、その中で自分ができることを一つ決め、まずは1週間続けてください。私たち管理栄養士は理想的なゴールを皆様とともに設定し、目標としていきますが、最初からパーフェクトを目指さなくていいのです。

今の生活で改善したいことを書き出すと、何からはじめればいいかがわかってきます。続けるコツは一生懸命になりすぎず、ちょっとつまずいてもあきらめないことです。そして、自分の体に目を向け変化に気づくことです。1週間でこんなことが変わってきた、こんなことができた。その積み重ねが継続につながっていくはずです。

不規則な生活は太りやすくなるだけでなく、病気のリスクも高まります。人生100年時代の今、健康寿命を延ばすことはとても大切です。健康を手に入れるためにも、ぜひご自身ができることから1つずつ実践してほしいですね。何より、朝スッキリと目覚めることができれば、時間と心に余裕ができ充実した一日を過ごすことができます。私自身、夜型生活から朝にシフトしたことで心身ともに健康になったと実感しています。

本書が、皆様自身の朝を見つけ、健康的な生活をおくるために少しでもお役に立てればうれしいです。

2023年3月

古谷彰子

参考文献

P15　The official website of the Nobel Prize, https://www.nobelprize.org/, access date; 2023/03/08
P21　M J Parsons , T E Moffitt , A M Gregory , S Goldman-Mellor , P M Nolan , R Poulton , A Caspi., Social jetlag, obesity and metabolic disorder: investigation in a cohort study, Int J Obes (Lond), 39 (5) :842-8 , 2015.
P25・59　Amanda TAYLOR, Helen R. WRIGHT, Leon C. LACK, Sleeping-in on the weekend delays circadian phase and increases sleepiness the following week,Sleep and Biological Rhythms 6 (3) :172–9, 2008.
P27　三島和夫, 3) 社会的ジェットラグがもたらす健康リスク, 日本内科学会雑誌 105 (9) 1679, 2016.
P31　古谷彰子, 浅間洋二,時間栄養学を用いた栄養指導が睡眠障害を緩和した症例報告, 第39回日本肥満学会ポスター (P138) 発表, 2018.
P33・44　Hiroyuki Sasaki, Hiroki Miyakawa, Aya Watanabe, Yuki Nakayama, Yijin Lyu, Koki Hama, Shigenobu Shibata, Mice Microbiota Composition Changes by Inulin Feeding with a Long Fasting Period under a Two-Meals-Per-Day Schedule, 11 (11) :2802, 2019.
P40　D. Benton and P.Y. Parker, Breakfast, blood glucose, and cognition, The American Journal of Clinical Nutrition, 67 (4) :772S–8S, 1998.
P41　農林水産省,家庭での食育の推進, https://www.maff.go.jp/j/syokuiku/wpaper/r01_minna/html/part3.html, access date; 2023/03/08
P51　花田玲子, 出口佳奈絵, 山田和歌子, 田中夏海, 西田由香, 朝食の摂食量によるエネルギー消費への影響, 東北女子大学・東北女子短期大学紀要, 55, p.68-73, 2016.
P51・74　古谷彰子, 食べる時間を変えれば健康になる 時間栄養学入門, ディスカバー21, 2017.
P62・99　増冨裕文, 峯下由衣, 石原克之, 柴田重信, 平尾和子, 古谷彰子, 夕食後の血糖値に関わる栄養素の解明～摂取時刻を変えた4種類の間食による影響～, 第29回日本時間生物学会ポスター発表 (P120) 、2022.
P64　厚生労働省, 日本人の食事摂取基準 (2020年版) , https://www.mhlw.go.jp/stf/newpage_08517.html , access date; 2023/03/08
P67　Keyi Xiao & Akiko Furutani, Hiroyuki Sasaki, Masaki Takahashi, Shigenobu Shibata, Effect of a High Protein Diet at Breakfast on Postprandial Glucose Level at Dinner Time in Healthy Adults, Nutrients, 15 (1) :85, 2022
P71　今井佐恵子, 松田美久子, 藤本さおり, 宮谷 秀一, 長谷川剛二, 福井 道明, 森上 眞弓, 小笹 寧子, 梶山 静夫, 糖尿病患者における食品の摂取順序による食後血糖上昇抑制効果, 糖尿病, 53 (2) pp112-5, 2010.
P74　大和田潔, 60歳 食べ方を変えるだけで健康寿命はもっと延ばせる!, 永岡書店, 2022.
P77・80　Furutani A, Ikeda Y, Itokawa M, Nagahama H, Ohtsu T, Furutani N, Kamagata M, Yang ZH, Hirasawa A, Tahara Y, Shibata S. PLoS One, 10 (7) :e0132472, 2015.
P88　厚生労働省, 健康日本21 (栄養・食生活) , https://www.mhlw.go.jp/www1/topics/kenko21_11/pdf/b1.pdf、access date; 2023/03/0
P103　古谷 彰子, 三星 沙織, 平尾 和子, 大麦由来β-グルカンを効率的に摂取する調理法の提案, 平成27年度大会 (一社) 日本調理科学会学会 口頭 (2C-a4) 発表, 2015.

決《き》まった時間《じかん》に起《お》きて食《た》べるだけ 10時間空腹《じかんくうふく》リセットダイエット

2023年4月30日　第1刷発行

著　者　古谷彰子《ふるたにあきこ》
発行者　平野健一
発行所　株式会社 主婦の友社
〒141-0021 東京都品川区上大崎 3-1-1
目黒セントラルスクエア
電話　03-5280-7537 (編集) 03-5280-7551 (販売)
印刷所　大日本印刷株式会社

ISBN978-4-07-454652-7

■本書の内容に関するお問い合わせ、また、印刷・製本など製造上の不良がございましたら、主婦の友社 (電話 03-5280-7537) にご連絡ください。
■主婦の友社が発行する書籍・ムックのご注文は、お近くの書店か主婦の友社コールセンター (電話 0120-916-892) まで。
お問い合わせ受付時間　月～金 (祝日を除く) 9:30 ～ 17:30
主婦の友社ホームページ　https://shufunotomo.co.jp/

STAFF
装丁・本文デザイン　今井悦子 (MET)
本文・カバーイラスト　TOA
本文マンガ　あらいぴろよ
構成・文　岩淵美樹
DTP　天満咲江
デスク　山口香織 (主婦の友社)
編集　山田萌絵 (主婦の友社)